7万人の足の痛みを解消！

外反母趾は テープ1本で治せる

整足院代表 柏倉清孝

OKAWA

外反母趾でお悩みの方へ

「足の親指（母趾）が曲がっている」
「足の親指の付け根が出っぱってきたが、そのままにしている」
「病院に通ったが、湿布や薬が出て『手術しましょう』といわれた」
「仕事や外出する際、我慢してヒールやパンプスを履いている」
「高価なインソールや靴を作ったけど、痛みが消えない」

どれか**一つでも当てはまる人**は、今すぐ本書のセルフケアテーピングとトレーニングを試してください！

外反母趾の痛みを、
このまま**我慢**し続けますか？

親指の付け根に痛みや変形が起こる**外反母趾**。
厚生労働省によると、外反母趾で病院に訪れる人は、
ここ30年でおよそ**10倍にも増えている**そうです。

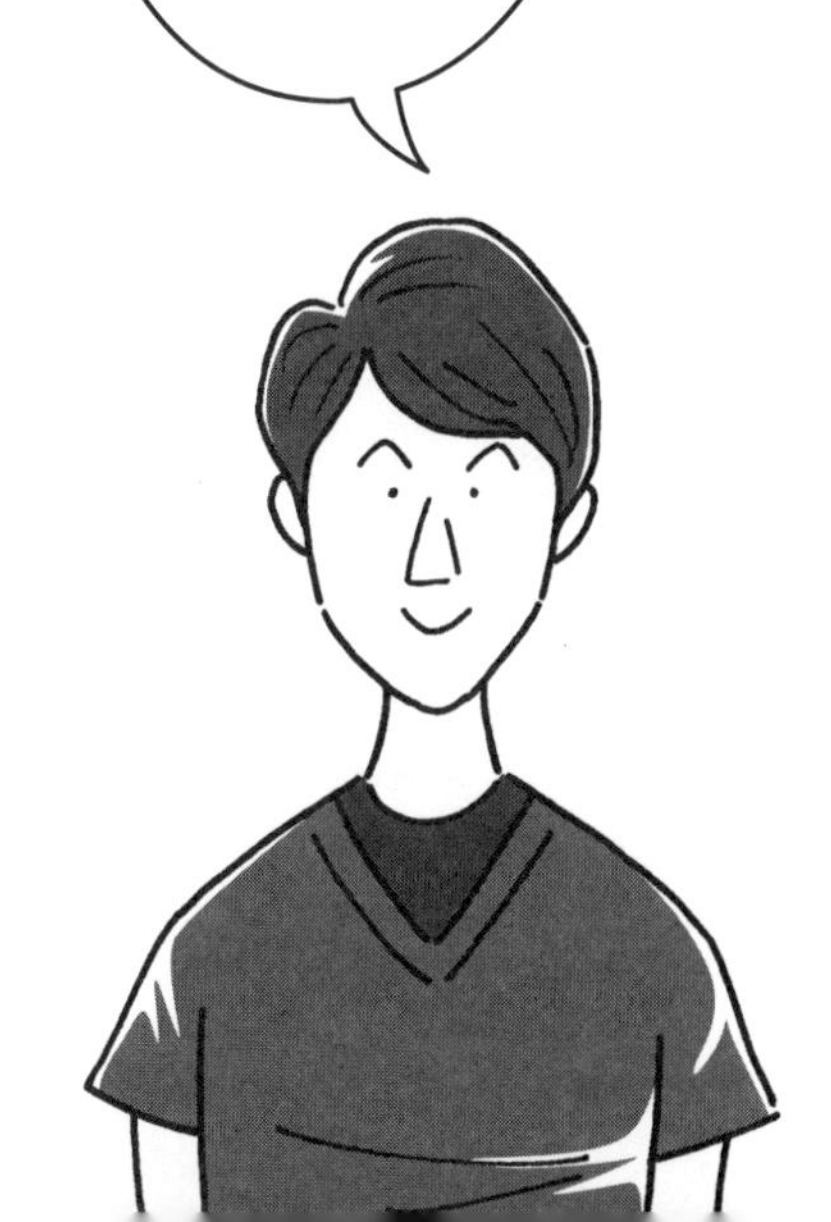

外反母趾に悩む人の多くが**女性**であることから、

「ハイヒールが原因？」と思われがちですが、

じつはそれだけが原因ではありません。

外反母趾などの足の痛みや症状、**問題**が起きるのは

「足が正しく機能していない」

ことが原因なのです。

私は、学生時代に熱中したスポーツを通して
多くのことを学ぶことができた一方で、
足指が正しく使えていない
「浮き指」による腰椎分離症に悩まされました。

そのとき、
「テーピング」
という施術に出合い、
症状を改善することができました。

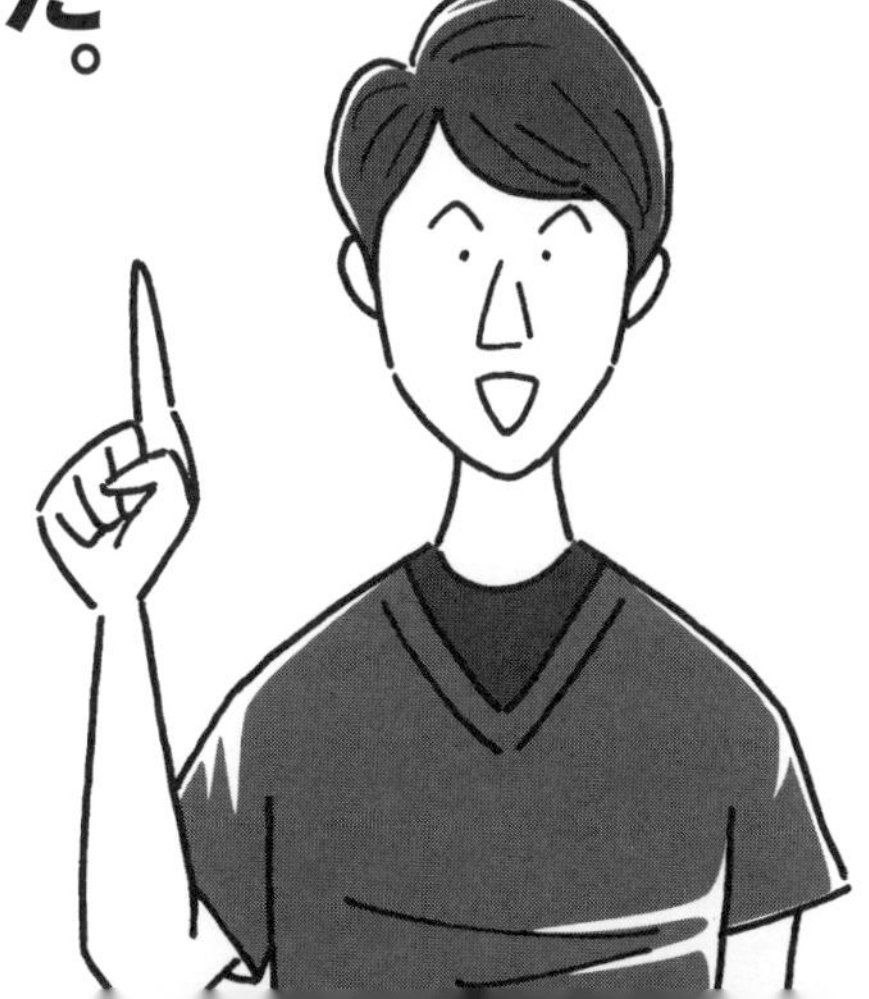

それと同時に、

「足」はヒトの〝土台〟なのだと、

その重要性を知ったのです。

この〝土台〟が揺らげば、

その上のひざや股関節、腰、背中、首、肩

などにも不調を招きます。

以来、私は自分の体験も踏まえ、
足の痛みや症状の改善に取り組んできました。
そして、**延べ7万人以上**の患者さんをみてきた経験からも、

テーピングで
「足の機能は回復できる！」

と実感しています。

では、足を正しく機能させるにはどのようにすればよいのか？
それは、**3つのステップ**で改善できます。

ステップ1 痛みを取る！

セルフケアテーピングをすると、足が正しい状態に補整されて、痛みや症状が緩和・解消します。

ステップ2 足の機能が改善する！

痛みの症状が治まったら、セルフケアテーピングで足指をしっかり使える本来の足の状態にします。

ステップ3 足の変形を予防する！

足本来の機能を取り戻したら、「人生百年時代」に備えて健康的な足を維持しましょう。

自分の足でずっと歩ける生活をめざします。

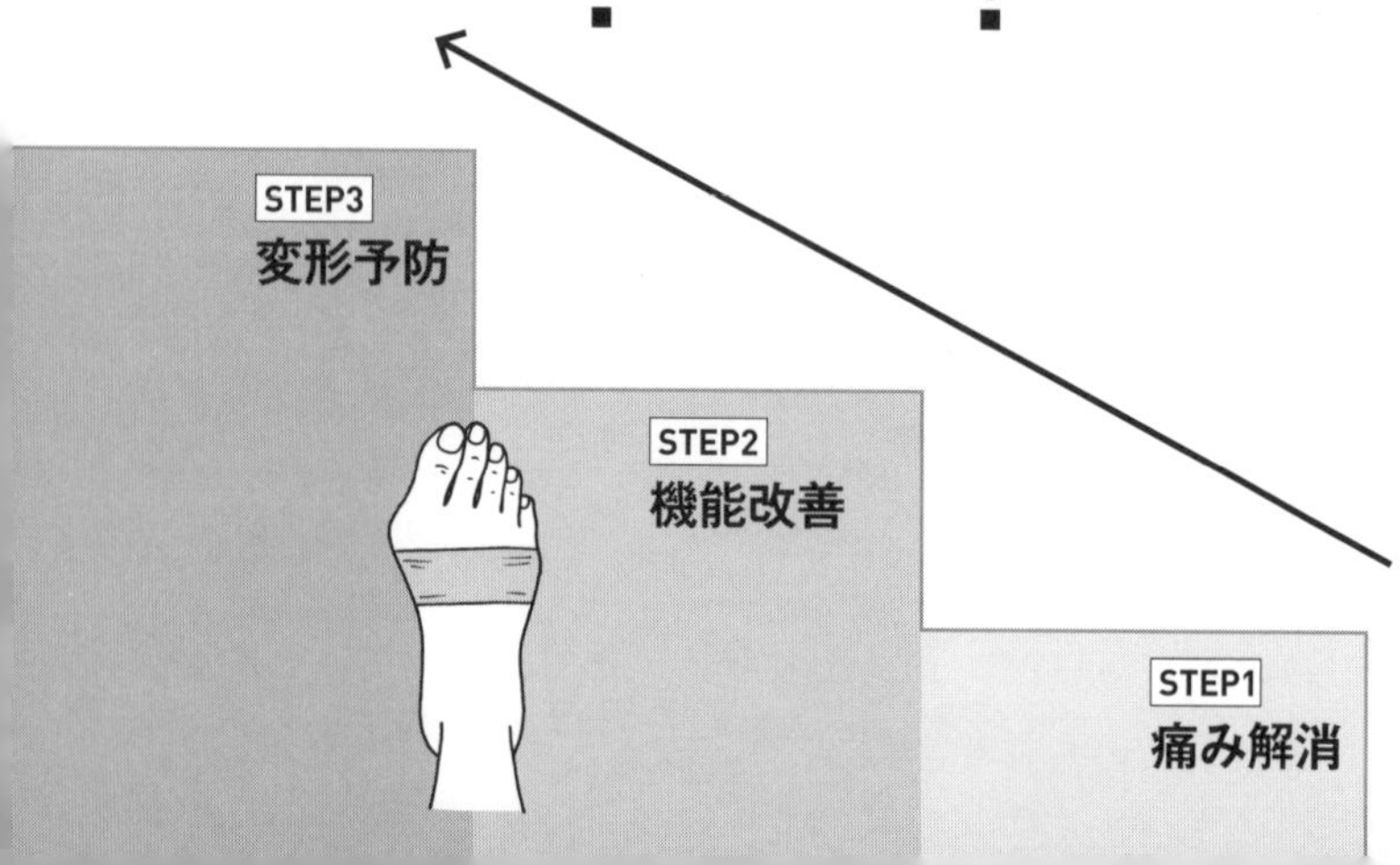

STEP3
変形予防

STEP2
機能改善

STEP1
痛み解消

「足が正しく機能する」には、
足指が次の**3つの働き**を取り戻していく必要があります。

①つかむ力（足の握力）

②曲がりやすさ（可動域）

③器用さ（巧緻性）

この3つを向上させると、足が**本来の機能**を取り戻していくのです。

外反母趾をはじめとする足の悩みを持っている方は、ぜひ試してみてください。
あなたの毎日の生活、いや、人生が変わるはずです！

セルフケアテーピング 体験者の声

テープ1本で外反母趾が改善した方々から、うれしい声が続々届いています。改善点は人それぞれで、テーピングが体全体に幅広く効果があることを知っていただけると思います。ほんの一部ですが、体験者の声をお届けします。

足の痛みがなくなって自転車にも乗れるようになりました

飯田　真由美さん（40代女性・外反母趾歴20年以上）

長年、ひどい外反母趾で、徐々に痛みでまともに歩けない状態になってきました。特に、左足はひどく、しびれるような痛みで足指をまともに地面に着けないときもあり、いつも左足を引きずって歩いていました。

仕事でヒールを履かなくてはいけない機会があるので、そんな日は苦痛です。いろいろと治療方法を調べましたが、結局は「手術」しか見当たりません。でも手術をする気には、なかなかなれませんでした。手術しないで済む方法は何かないかと、ずっと探していたところ、テーピングを知って試してみました。

自分で重症だとわかっていたので、1回で効果がなくてもあきらめず、定期的に繰り返しました。数回目から、足に変化を感じ、根気よく続けたところ、半年後ぐらいには痛みを感じずに歩けるところまで回復しました。本当に生き返るような気持ちになれました。

さらに、私は歩き方が悪かったため、骨盤のゆがみがあり、あるころから自転車をこぐことができなくなっていました。足の付け根の部分が痛くて、ペダルが踏み込めないのです。それが解消して、自転車に乗れるようになりました！　最寄りの駅まで自転車で通勤できるし、買い物も楽になったし、いいことずくめです。

著者の解説

外反母趾で歩き方に偏りが出ると、足だけではなく体のほかの部分にも不具合が出てしまいます。いまだに多くの人が、外反母趾の治療法＝手術しかないと思っていますが、足の機能を高めると手術不要になるばかりか、全身にも好影響が出ることを広く知っていただきたいです。

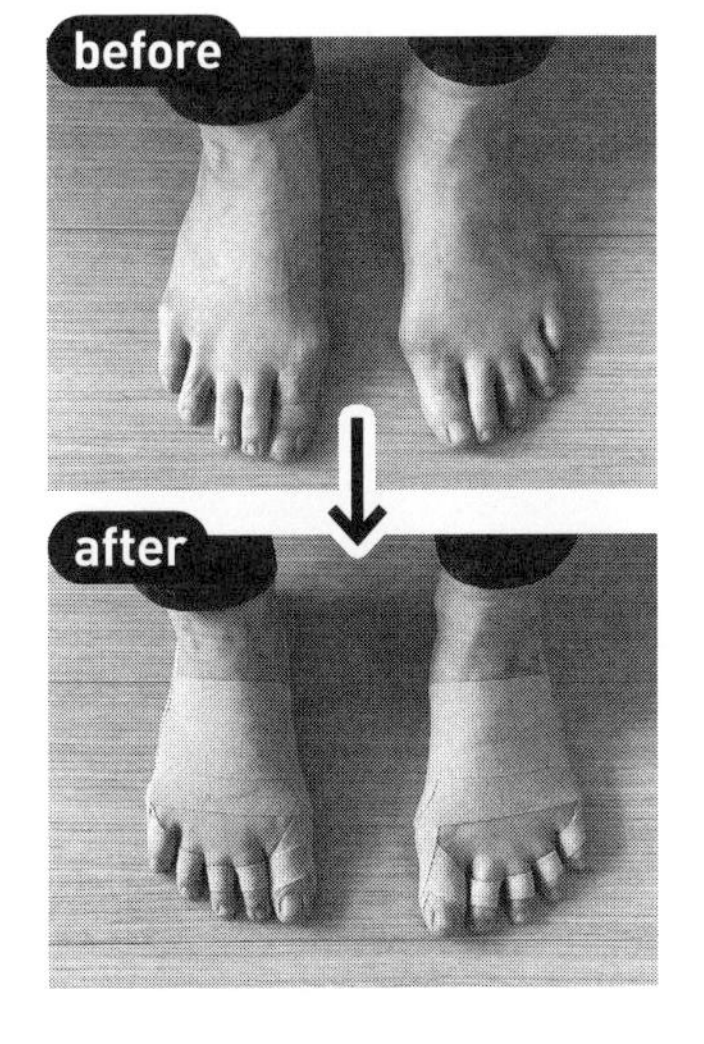

ペディキュアを塗った足の指を5本しっかり見せられるように

齋藤　和子さん（60代女性・外反母趾歴40年以上）

ヒールなど履かない10代のころからの筋金入りの外反母趾です。特に左足の変形が進んでいて、指が重なってしまっているので、ペディキュアを塗るときも一苦労だし、せっかく塗ってサンダルを履いても色をきれいに見せられないという、ささやかな悩みをずっと抱えていました。

テーピングをしたら、まず足が疲れにくくなったのをすごく感じました。歩くときの蹴り出し方が変わり、とても歩きやすくなりました。私の外反母趾は頑固ですから、もちろん1回ですべてが変わったわけではないですが、いいものだなと感じて、毎月3〜4回の頻度でテーピングをすることにしました。歩き方がだんだん正されていくのがわかりました。

私は100歳まで自分の足で歩いて生活したい！　という人生の目標があります。だから、歩き方を正すことは、自分にとってはとても大事なのです。テーピングとの出合いは本当にありがたかったです。

テーピングの第一印象は、「心地いい」でした。「しっかり固定して窮屈じゃないかしら」というイメージで初回のテーピングに挑みましたが、実際は違いました。キネシオロジーテープはすごくやわらかく足を包み込んでくれます。入浴後の乾きも早く、肌の弱い私でも肌トラブルは起きていません。そのため、現在も毎月のテーピングを月1〜2回継続できています。

そんな心地いいフットケアなのでテーピングを続けていたら、足指がいつの間にか広がっていて、ペディキュアを塗ったときの爪の色が5本とも、きちんと見えるようになりました。まだまだオシャレをがんばろう、という気持ちになれてうれしいです。

著者の解説

テーピングでいったん痛みが消えても、もともとの骨格や歩き方のクセはどうしても残るので、そのままの生活を続けたら、また再発するものです。定期的にテーピングしてメンテナンスをすると、その積み重ねで再発しにくくなりますから、毎月の継続は理想的です。

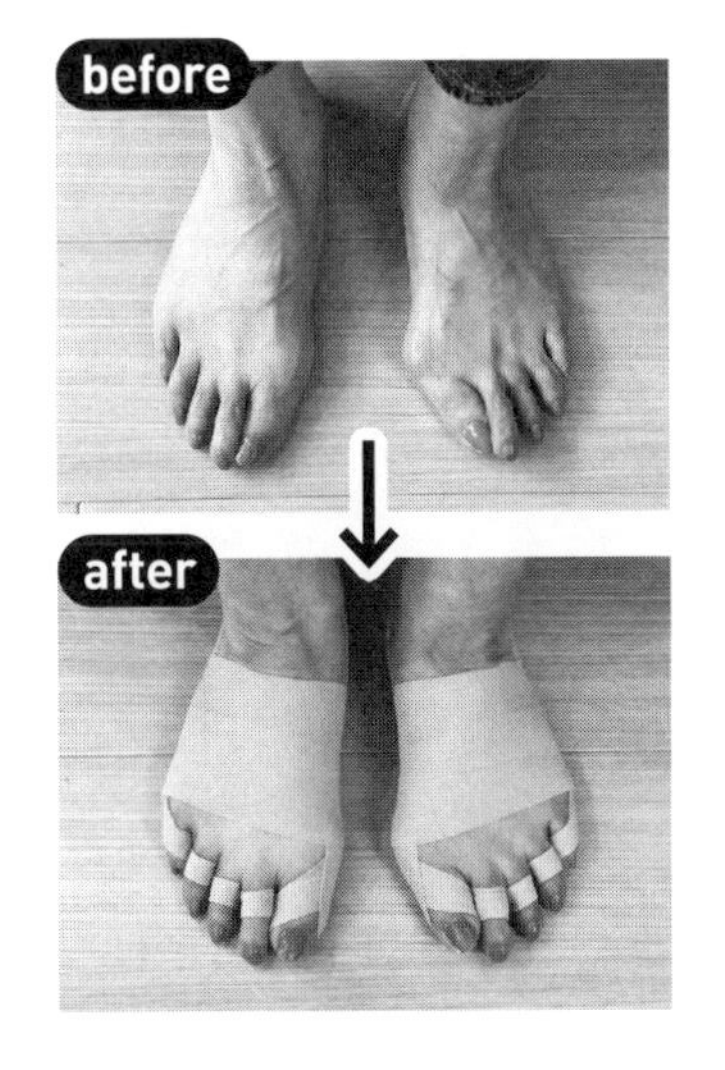

足裏のタコやウオノメがみるみる消えて痛みも激減

三上　由紀さん（30代女性・外反母趾歴7年）

30代のときに営業職で歩き回ったころから、足の痛みが出ました。主に親指の付け根が締め付けられるように痛むのです。最初は靴が合わないためだと思いましたが、靴を変えても痛みは引かず、大きな悩みになりました。営業の仕事をやめても、多く歩いた日など、折々で締め付ける痛みはやってきました。

だんだん親指の付け根の骨が出っぱってきたので、外反母趾になったのだとわかりました。多くの症例写真で見るほどひどくはないので、手術の対象でもないだろうし、でも治し方はわかりませんでした。

同時に、足裏にタコやウオノメができやすくなりました。若いときからタコはあったので、最初はあまり気にしませんでしたが、ウオノメは痛みを増し、突き刺さるような強烈な痛みが出て、一歩一歩、その痛みに耐えながら歩く日もありました。

テーピングをしてみたところ、親指の付け根の痛みは2日後には和らぎました。たまたま足の調子がいいのかな、と狐につままれたような気持ちでしたが、試しに定期的にテーピングを繰り返してみることにしました。

テーピング4~5回目ぐらいから、あれだけたくさん足裏にあったタコやウオノメが不思議と消えていきました。頑固なタコは残っていますが、いくつもあったウオノメがなくなり、一歩ごとの痛みがなくなったのは、すごくありがたいことです。

歩くのが楽になり、玄関で靴を履く瞬間の憂うつさもなくなり、とても助かっています。

著者の解説

タコやウオノメは、靴が合わないとできると思われていますが、じつは外反母趾の影響がとても大きいです。体重の圧が一部にだけかかる歩き方になってしまうからです。テーピングをすると、タコやウオノメが吸収されて、自然になくなることをめざせます。

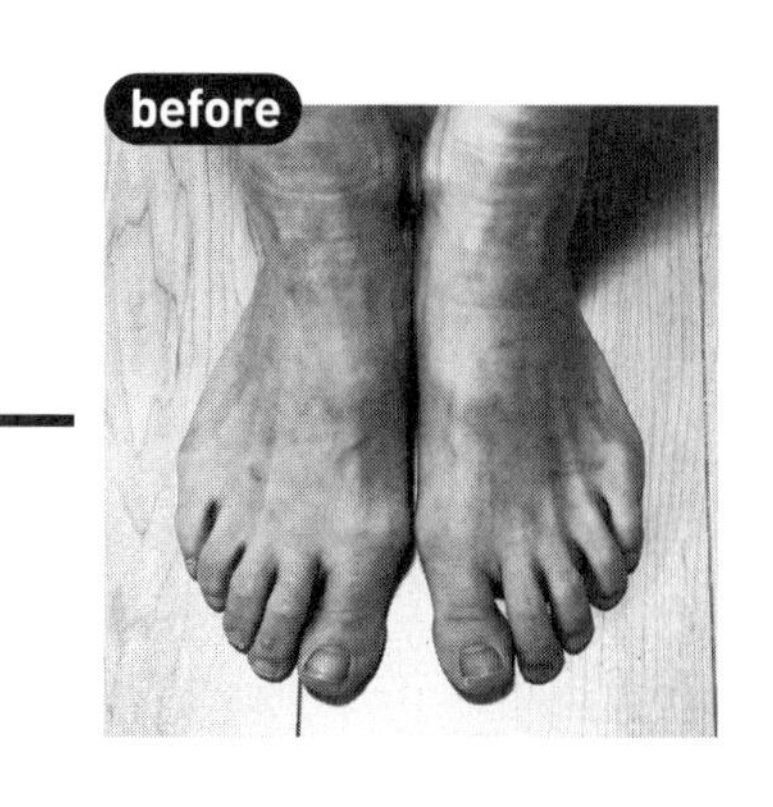

after

長年の肩こりや頭痛が気づいたらなくなっていました

中本　芳恵さん（40代女性・外反母趾歴20年以上）

外反母趾は20代からあり、足を使いすぎたり調子が悪いときは痛みますが、自分の体の一部みたいなもので、仕方ないと半ばあきらめていました。テーピングをしたところ、きちんと足を地面に着けられる感覚が得られて、歩き方が変わったという自覚はありました。そして、あるとき、肩こりや頭痛が消えていることに気づいたのです。歩き方から来ていた症状だったのか、と本当にびっくりしました。

著者の解説

肩こりや頭痛は体質だと思っている方が多いですが、歩き方のゆがみに起因する場合もじつはあります。私の患者さんは頭痛や肩こりが消えた方がとても多いので、実証済みです。

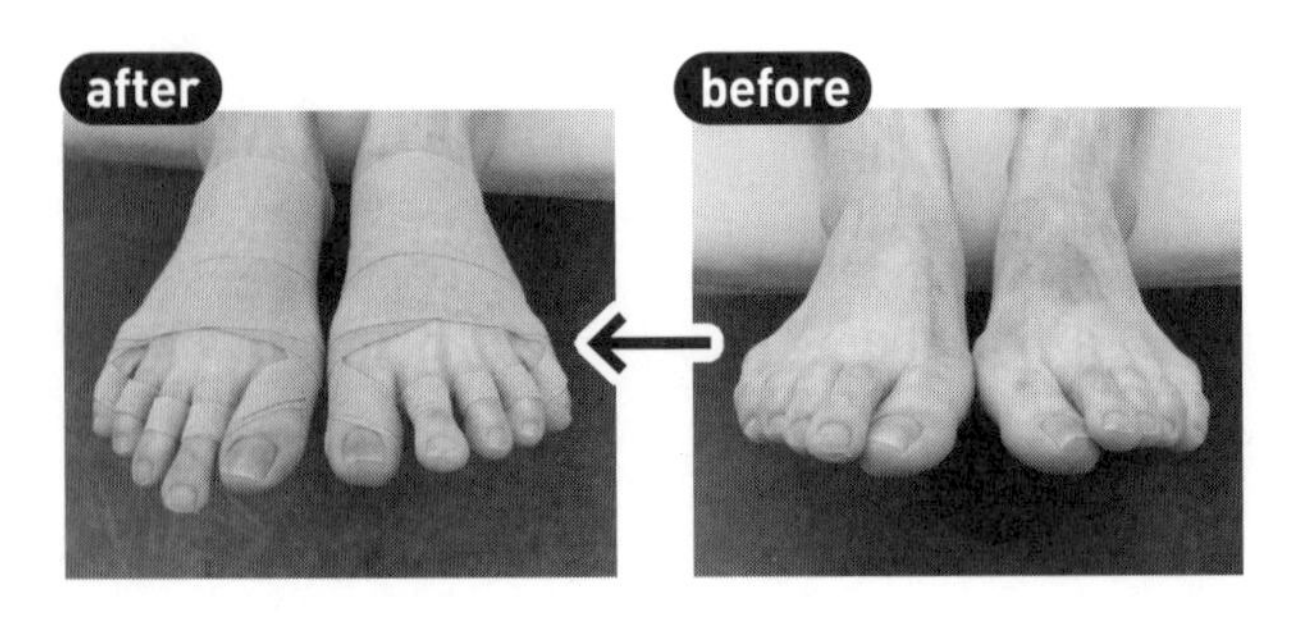

リウマチの足でもあきらめないでいいとわかって救いになりました

児玉 和代さん（70代女性・外反母趾歴10年）

持病のリウマチのために足の変形があり、整形外科にずっと通院しています。リウマチの発症以前から外反母趾があり、だんだん親指が人差し指に重なるほど曲がってきたので、何度か整形外科の医師に尋ねたのですが、何も対策がなく、あきらめていました。ダメもとでテーピングをしたところ、徐々に親指が開いて歩きやすくなり、本当に救われた気持ちになりました。

著者の解説

テーピングは、足の変形そのものを治すものではないですが、足指を伸ばす効果があります。歩くときに指をしっかり使えるようになるので、リウマチによる歩き方の偏りを確実にカバーします。

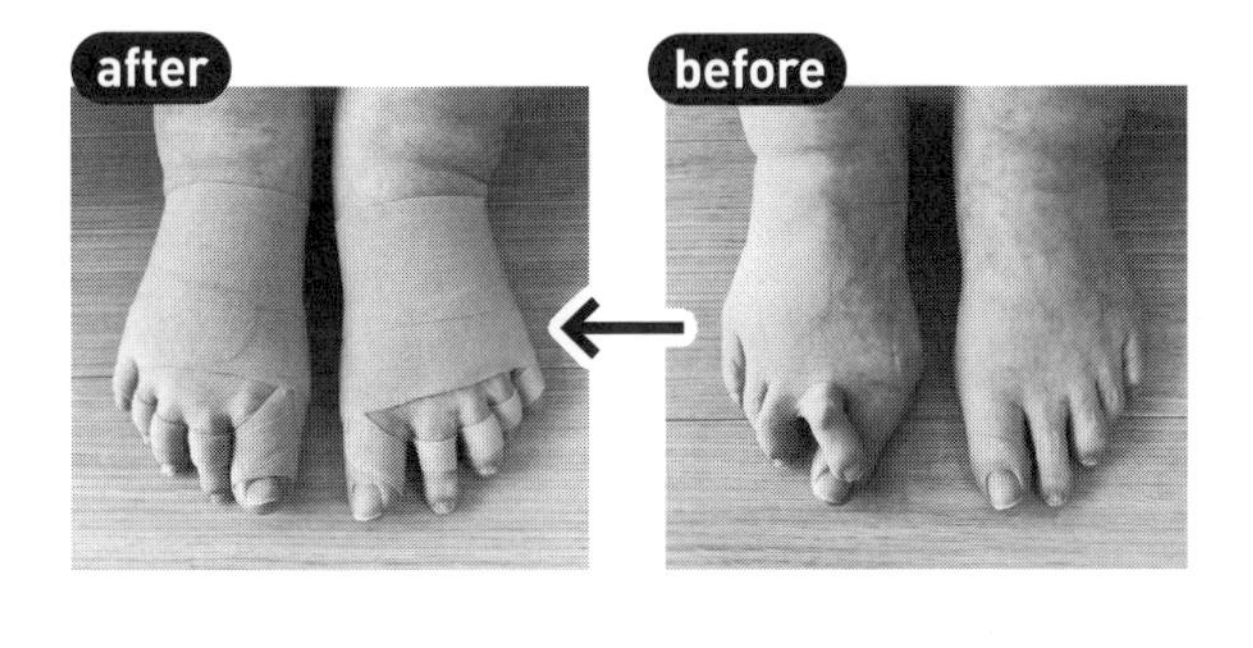

三世代でテーピングの恩恵にあずかりました！

花田家は、外反母趾になりやすい骨格の三世代。祖母・母・娘でテーピングに取り組んだら、それぞれの悩みが解決しました。

部活のバスケに全力で取り組めるようになりました

娘・花田　夏希さん（10代女性・外反母趾歴1年）

部活でバスケットボールをやっている最中に、少しずつ足裏の痛みを感じ始めました。痛くて足の踏み込みができなくなり、思うようにプレーできず悩んでいたところ、テーピングを知って試してみました。1週間たたないうちに、足の痛みが引いて、部活に集中できるようになり、その年の県大会では選手にも選ばれて、すごくうれしかったです。

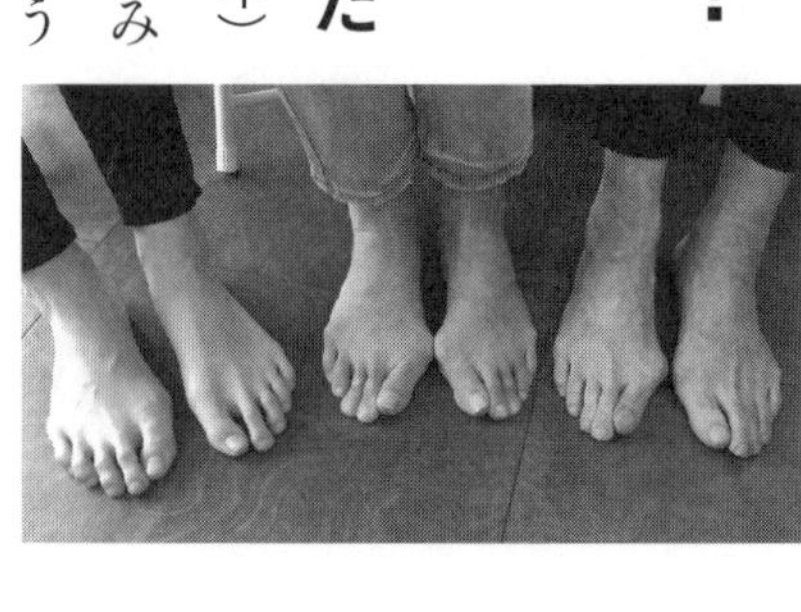

またヒールを履いて靴のオシャレができるようになりました

母・花田　靖子さん（40代女性・外反母趾歴21年）

20代から外反母趾で、特に指の付け根の痛みと長く付き合ってきました。歩く距離が長いと必ず腰も痛くなりました。普段はヒールを履かない生活でしたが、フォーマルな場ではそうもいかず、毎回つらかったです。テーピングを始めたら1週間で状況が一変！ヒールも長い時間履けるようになったので、最近は足元のオシャレを楽しんでいます。

すり足が改善して転倒の心配がへり、安心して外出できるように

祖母・田中　雅子さん（80代女性・外反母趾歴49年）

70代後半から少しずつ足の力が弱って、足元がおぼつかなくなっていました。若いころから外反母趾があったので、家族の勧めでテーピングを試してみたところ、いつの間にかすり足になっていた歩き方が変化して、すっすっと足を前に出しやすくなりました。杖（つえ）は使いますが、外出できるようになってうれしい毎日です。

著者の解説

外反母趾になるかどうかは、遺伝の影響が強い「骨格」という先天的な要素と、「生活環境」という後天的な要素によります。若いと足の痛みを我慢しがちですが、早めのケアをお勧めします。またテーピングをすると、足全体が整って歩き方が変わるので、腰痛などが消えて、ＱＯＬ（生活の質）が上がる方は多いです。ご高齢の方も、歩行機能を底上げできる可能性は十分にあります。

まずはあなたの足の傾向を知りましょう。

外反母趾だけでなく、内反小趾（44 ページ参照）、浮き指といった足の状態が影響しているかもしれません。

最後に25 ページで結果を確認できます。

チェック方法 足を本書の上にまっすぐ置いてください。そして、外反母趾のチェックは親指側、内反小趾のチェックは小指側の、一番出っぱっている部分を★印に合わせて、指の角度を測ります。

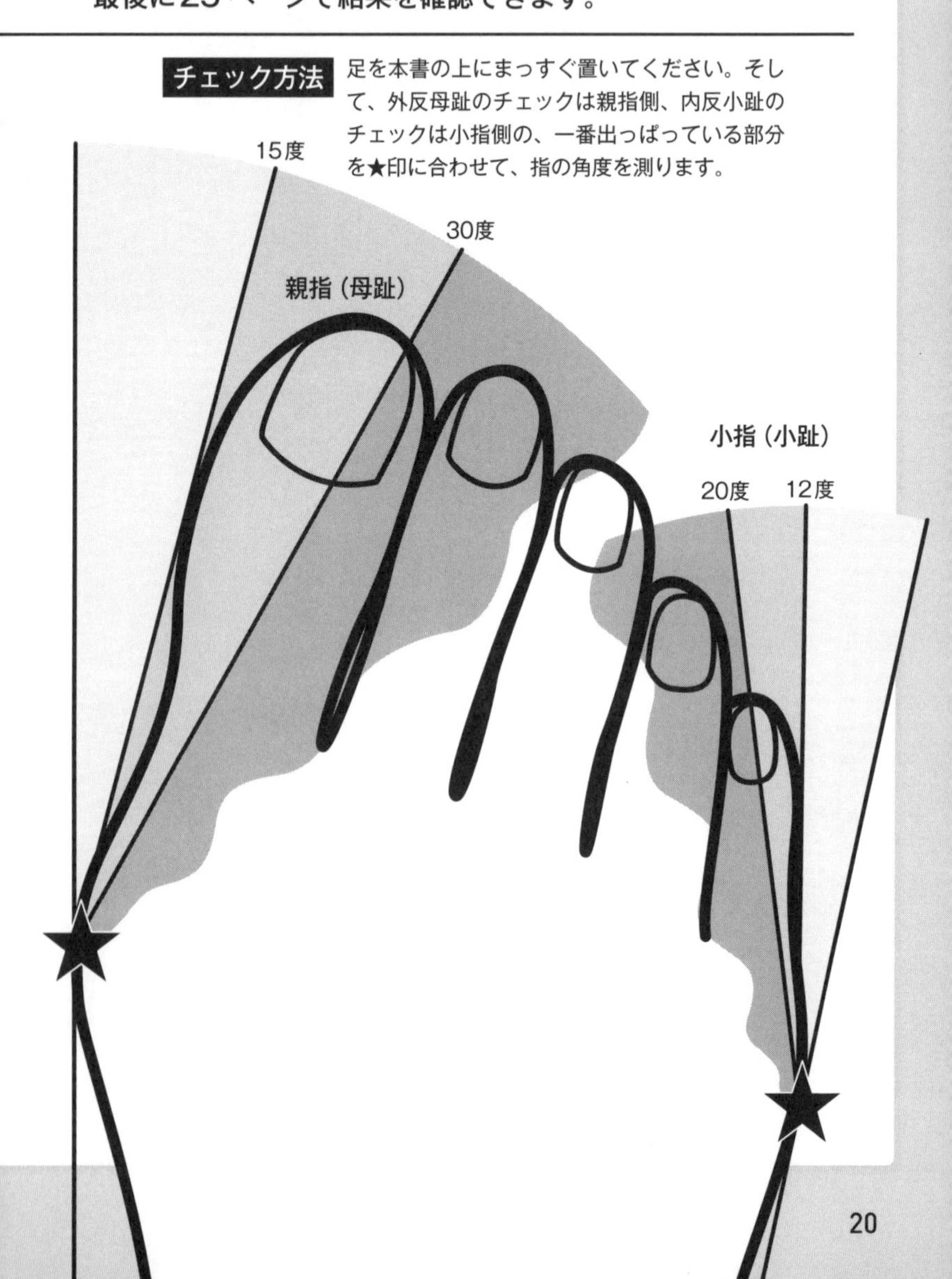

外反母趾・内反小趾のチェックシート

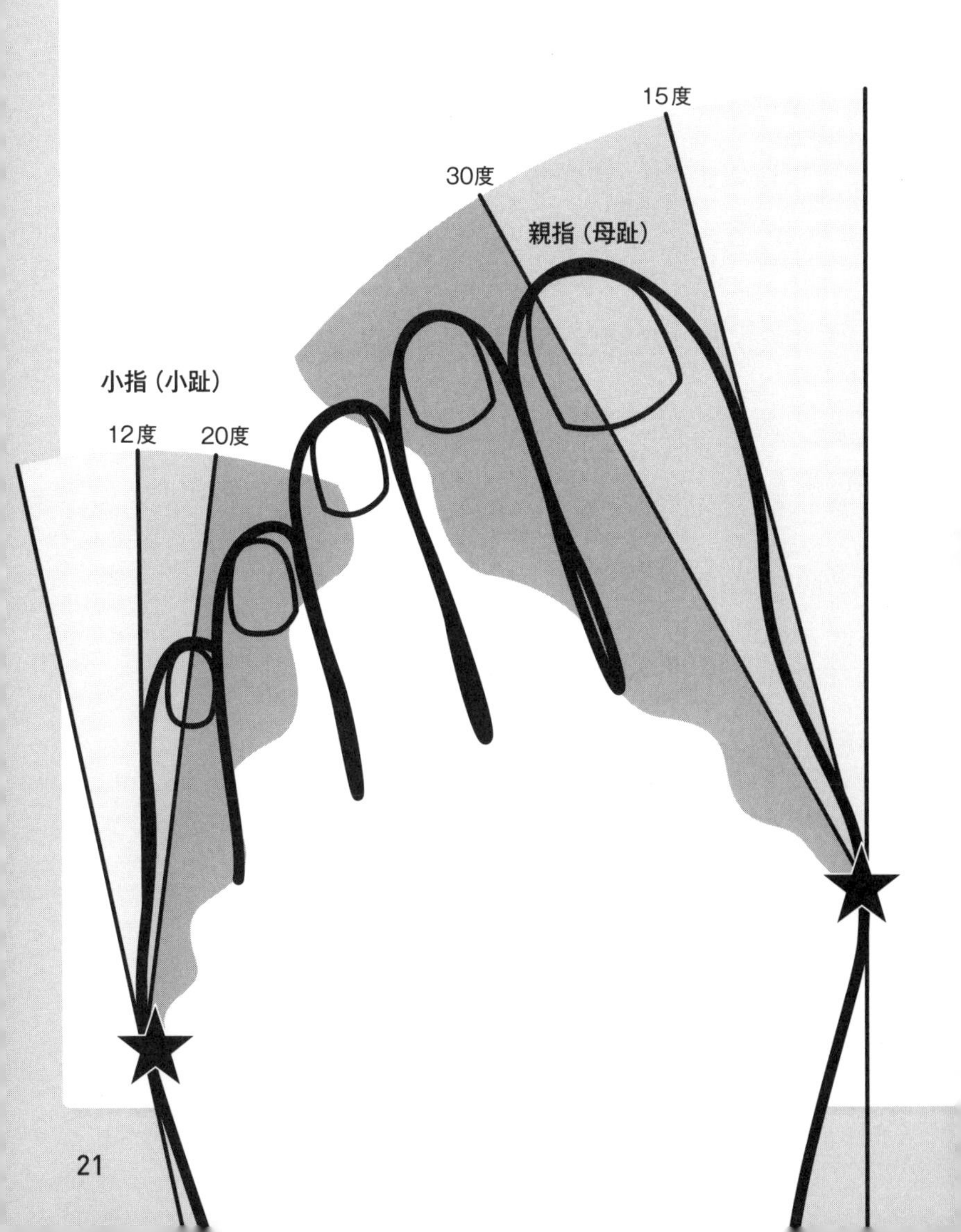

外反母趾傾向のチェックリスト

- □ 親指の付け根が出っぱっている
- □ 親指の骨が小指側に曲がっている
- □ 親指の付け根が赤くなっている
- □ 先が窮屈な靴を履くと親指の付け根が痛くなる
- □ 長く歩くと親指の付け根が痛くなる
- □ 運動を行うと親指の付け根が痛くなる
- □ 親指の付け根の横幅が広くなっている
- □ 親指が人差し指と重なっている
- □ 親指の爪が巻き爪になっている
- □ 親指が回内している（内転している）
- □ 親指の付け根の横や足裏にタコができている
- □ 人差し指の付け根にタコができている
- □ 足裏が外側を向いている

内反小趾傾向のチェックリスト

- □ 小指の付け根が出っぱっている
- □ 小指の骨が親指側に曲がっている
- □ 小指の付け根が赤くなっている
- □ 先が窮屈な靴を履くと小指の付け根が痛くなる
- □ 長く歩くと小指の付け根が痛くなる
- □ 運動を行うと小指の付け根が痛くなる
- □ 小指の付け根の横幅が広くなっている
- □ 小指が薬指と重なっている
- □ 小指の爪が小さくなっている、なかなか爪が伸びない
- □ 小指が回外している（外転している）
- □ 小指の付け根の横や足裏にタコができている
- □ 薬指の付け根にタコができている
- □ 足裏が内側を向いている

浮き指傾向のチェックリスト

- □ 立った状態で地面に足指の腹がつかない
- □ 立った状態で足指の下にすきまがあり紙が入る
- □ 足指を甲側に曲げた際に90度以上反ってしまう
- □ 足指の付け根にタコがある
- □ 足指の付け根に脂肪の厚みがある
- □ 足指の付け根に痛みがある
- □ 足裏の筋肉が張っている、痛みがある
- □ 甲の痛みがある、甲高の変形がある
- □ かかとの痛みがある
- □ かかとの皮が硬化している
- □ 巻き爪がある

20〜24ページの
チェックシート＆リストの結果表

外反母趾・内反小趾・浮き指の傾向は？

P22「外反母趾傾向のチェックリスト」の結果

Check ✔の数が1個以上 → 傾向あり

Check ✔の数が3個以上 → 要注意！

P23「内反小趾傾向のチェックリスト」の結果

Check ✔の数が1個以上 → 傾向あり

Check ✔の数が3個以上 → 要注意！

P24「浮き指傾向のチェックリスト」の結果

Check ✔の数が1個以上 → 傾向あり

Check ✔の数が3個以上 → 要注意！

＋

P20-21「外反母趾・内反小趾」チェックシートの結果

外反母趾　15度以上　または　親指付近に痛みがある

内反小趾　12度以上　または　小指付近に痛みがある

※外反母趾は30度以上、内反小趾は20度以上だと重症です。

➡ 今すぐテーピングを始めましょう！

目次

第3章 痛みが消えるセルフケアテーピング

デザイナー／谷由紀恵
イラスト／中村知史
校正／一條正人
編集協力／吉田浩、大田仁美、中田紀一

第1章

健康寿命を縮める外反母趾とは

漫然とした体調不良、もしかして外反母趾が原因かも⁉

外反母趾は足の痛みだけの問題ではない！
いつの間にか体の不調を引き起こす根本要因に

皆さんは、日々の生活で感じる体調不良の原因が、じつは足にあることをご存じでしょうか。足は、私たちの体を支える〝土台〟であり、その状態は、全身の健康に影響を及ぼします。

そこで今、注目されているのが、外反母趾です。

外反母趾は、歩行時の痛みや不快感を引き起こし、それが原因で全身のバランスが崩れ、さまざまな体調不良につながることがあります。見た目には小さな異常が、知らないうちに、思わぬ健康問題を招くのです。

外反母趾とは、足の親指が内側（人差し指の方向）に向かって曲がり、変形が起こる状態をいいます。外反母趾になると、当然、足のバランスが崩れます。正しい足の使い方ができなくなるので、ひざや腰にも負担がかかったり、さらには、背中や首の不調につながったりします。

また、歩行にも悪影響を及ぼします。外反母趾で痛みや炎症があると、歩くのがつらくなり、あまり歩かない生活になりがちです。つまり、運動不足になるのです。

よく歩いたり、運動を日々行っていたりする人は、虚血性心疾患や高血圧、糖尿病、肥満、骨粗鬆症、結腸がんなどの罹患率や死亡率が低いことは、厚生労働省も認めています。さらには、メンタルヘルスや生活の質の改善でも、いい効果を得られています。

高齢者の健康に関する研究（注1）でも、毎日しっかり歩いている人や歩くのが速い人は健康寿命が長く、寝たきりになったり、病気になったりするリスクが少ないことが

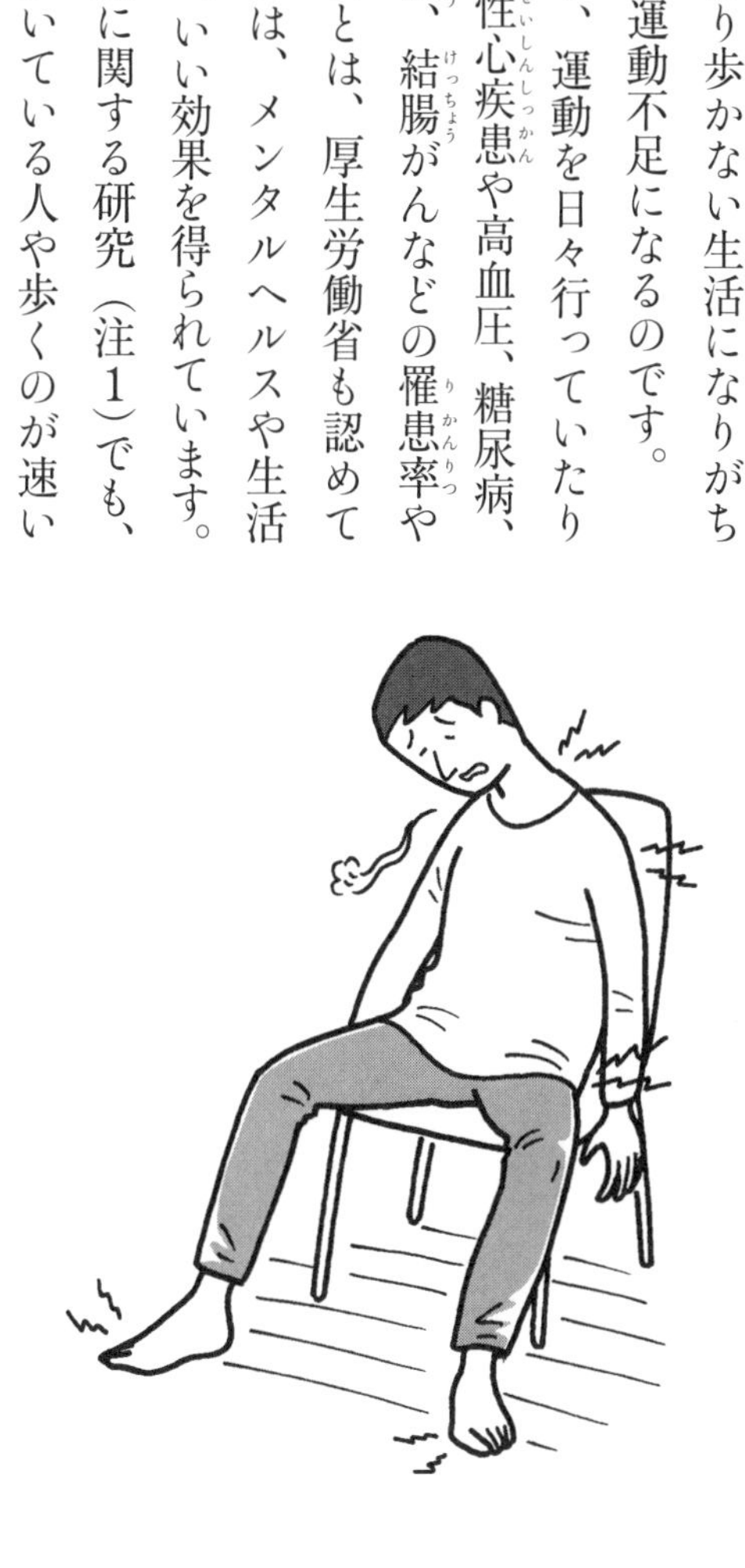

知られています。

つまり、足を使って日々体を動かすと、心身ともに健康生活を得られるのです。

ところが、外反母趾になると、たくさん歩いたり、しっかり運動したりする機会がぐんとへってしまいます。足が痛んだり、違和感があったりするのですから、行動が制限されるのは当たり前です。

このように、運動を敬遠させる外反母趾は、単なる足の問題にとどまらず、全身の健康にかかわるといっても過言ではありません。

そのため外反母趾は、早期発見して、適切にケアし、そして予防することがとても重要です。足に痛みが出ていなくても、外反母趾の傾向がある人は、じつはたくさんいらっしゃいます。足の状態を少し意識してみてください。それが、いつまでも健康でいられる体づくりの貴重な一歩になります。

あなたの老化は足指から始まる
足のケアをしっかりして健康生活を維持！

私たちの体は、年齢とともに変化し、機能低下しますが、足指も例外ではありません。

足指の筋力は徐々に落ち、関節も硬くなります。それがひいては、全身の老化に影響してしまいます。

年齢を重ねるにつれて、足の筋肉量が減少し、筋力が低下する状態を、医療用語で「サルコペニア」といいます。２０１６年に国際疾病（しっぺい）分類に登録された、れっきとした病気です。

足指の筋力が低下すると、足指で地面をしっかりととらえることができなくなり、歩行時のバランスを崩しやすくなるので、転倒のリスクが高まります。

また、足指には、体重を適切に分散させる役割もあります。本来は足指の腹、足指の付け根、かかとの3点に分圧されるはずが、足

②
③
重心が後方にずれます

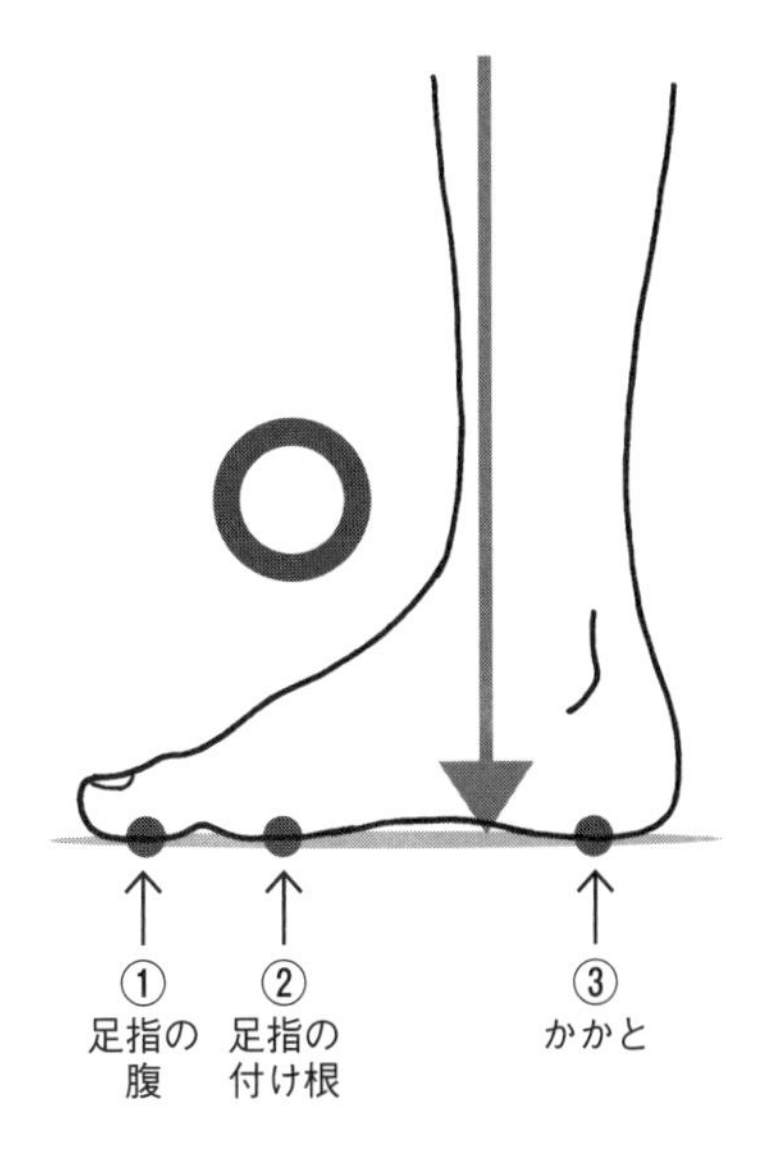

指がうまく機能していないと、指以外の2点に体重が集中し、重心も後方にずれて、ひざや腰に余計な負担がかかります。なかなかよくならないひざ痛や腰痛の多くは、じつはこうしたことが原因だったりします。

足指の関節の柔軟性が低下する場合も、同じ問題を招きます。

関節の可動域が狭くなると、足指でしっかり地面を蹴り出せず、本来の正しい歩き方ができなくなります。ここから、足首やひざ、腰などへ、余計な負担がかかって、痛みや不調の原因になっていることもあります。

このように、足の健康が全身の筋肉や骨格に大きな影響を及ぼし、老化にもかかわっていることは、さまざまな研究で明らかにされています。

健やかな生活のために、足の状態が重要であることは、ご理解いただけたでしょうか。ぜひ日常生活に、足のケアを取り入れてみてください。足指の運動やストレッチ、適切な靴の選択など、足の健康を保つための方法は多くあります。本書で紹介するテーピングも、その一つです。

老化による足指の機能低下は避けられない現象ですが、足の健康に注意を払うことで、足指を健やかに保ち、より快適で健康的な毎日を送ることが可能になります。

外反母趾を治せば生活も健康もボトムアップできる！

いつまでも自分の足で歩き続けて いきいき健康寿命を延ばす！

健康が理由で日常に支障をきたすことなく生活できる期間は、「健康寿命」と呼ばれます。文字通り、健康にいきいきと過ごせる寿命であり、実際の「寿命」とは異なります。誰しも、ピンピンコロリを望みますが、この「健康寿命」と「寿命」の差がほとんどないと、ピンピンと長く生活して、最期も長く寝込まずに、コロリと人生を全うすることができます。となると、「健康寿命」はできるかぎり長く延ばしたいですよね。

「健康寿命」の大事なポイントは、自分の足で歩けることです。この期間を最大限に延ばすためには、足の健康が極めて重要です。

外反母趾は、この「歩ける期間」を残念ながら縮めます。歩行時に痛みや不快感があれば、歩くことがへり、歩く機会がへれば、足の筋力や機能が衰えるのは当然です。

特に高齢者は足の筋力が低下すると転倒のリスクに直結するので、気をつける必要があります。骨がもろくなっているので、転倒して骨折するリスクも高まります。もし骨折すれば、その後、自立生活を送ることそのものが危ぶまれるようになってしまいます。

若い方でも、日常生活に多くの影響が出ます。休日に外出したくなくなる、スポーツを楽しめなくなる、オシャレな靴を履けなくなる、など悩ましいことになります。

このように、外反母趾による歩行時の痛みは、日常生活の質を大きく下げてしまいます。足の健康を保つためのケアが重要だと思いませんか。

大げさでなく、外反母趾の早期発見や適切なケアは、健康寿命を延ばす鍵となります。本書で紹介するテーピングは、その点、外反母趾をすばやく改善することができるので、多くの方に、「こんなに生活って充実できるものだったんだ!」「あきらめていた生活を取り戻せた!」と、健康寿命の大切さをすぐに実感していただけています。

外反母趾をほうっておくと悪化して活動制限にとどまらず歩けなくなることも

外反母趾による足の痛みや不快感を放置して、症状が進んでしまうと、いよいよ歩くこと自体が困難になってしまいます。外反母趾が進行すると、足の親指に大きな圧力がかかり、やがて炎症や痛みが強くなるからです。

痛い部分の足指に体重をかけることができなくなり、その部位をかばうように、歩行パターンが変わります。すると、本来の正常な圧力が足指にかからず、足のほかの部位に余計な負荷がかかり、結果的に、体の各部位や足全体の負担が増してしまいます。

感覚的には、歩きにくい→歩くのがつらい→とてもじゃないが歩けない、と状態が変化していくのです。

外反母趾が進行すると、足の形状も変わってしまいます。骨が大きく出っぱったり、縦アーチ、横アーチと呼ばれるフォルムの崩れも顕著になります。これによって、「足底筋膜炎（54ページ参照）」や「中足骨骨頭痛・モートン病（50ページ参照）」など、ほかの症状や病気を引き起こすリスクが高まります。

これらの症状や病気は、歩行に必要な足の機能をさらに損ない、最終的には歩行困難

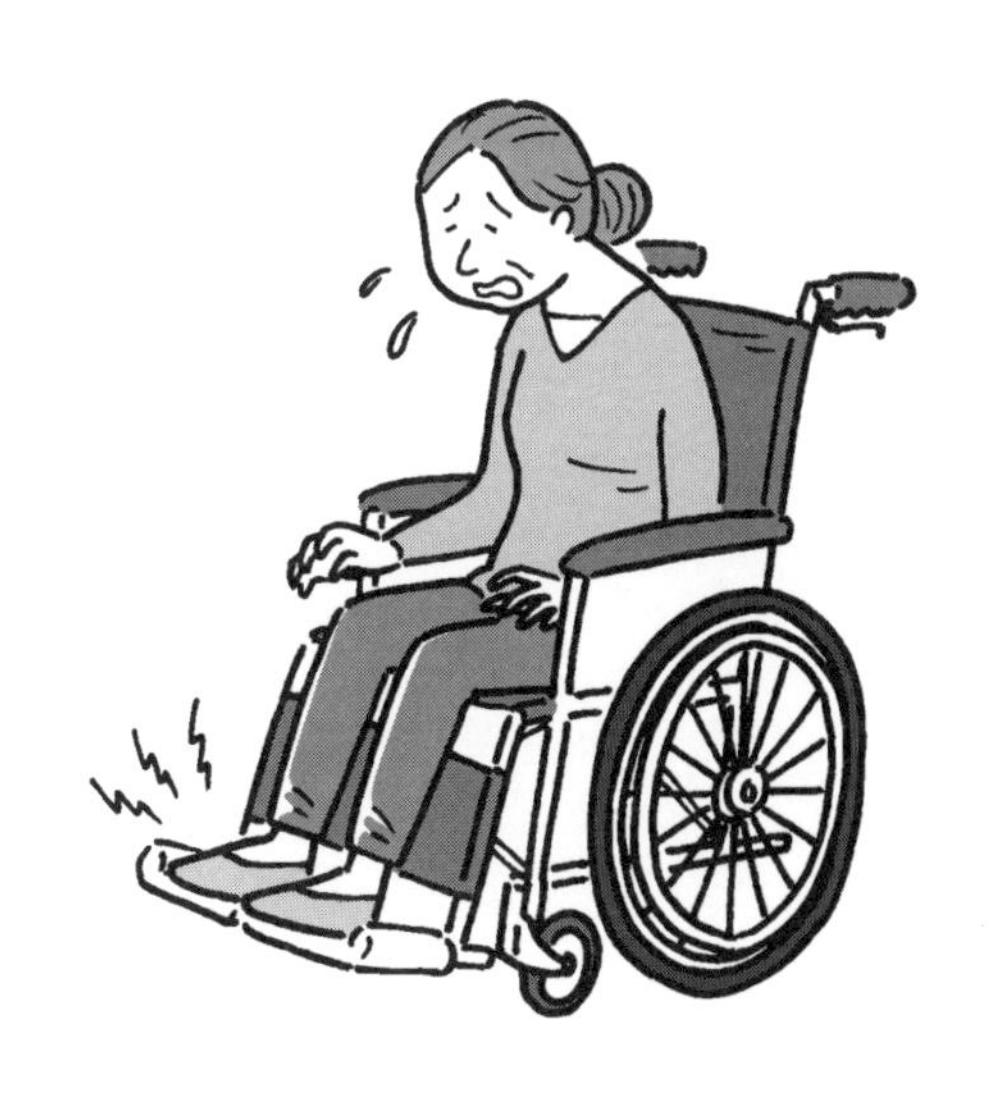

を引き起こす可能性があります。

そもそも、足の形が変わりすぎて、手持ちの靴が履けなくなり、普通に「いつもの靴でお出かけ」ができなくなります。

本書で説明するテーピングによるケアは、足の形や親指の位置を正しく保ち、外反母趾の痛みや不快感を軽減する効果が期待できます。形を整える手術と違って、正しい歩き方をもたらす位置に修正するため、テーピングのあとは歩き方が変わり、外反母趾の再発を遅らせる効果も期待できます。早期に取り入れれば、予防効果を見込めます。

足を「治療」する前に、足の健康を「維持」することが、歩行困難を防ぐ鍵となります。

もはや国民病！日本の患者数は約10倍も増えている外反母趾

外反母趾は、日本人に非常に多く見られ、「国民病」ともいわれる足の症状です。厚生労働省によると、外反母趾で病院に訪れる人はこの30年ほどで約10倍にも増えているそうです（注2）。

この高い有病率は、「健康百年時代」において、外反母趾がもたらす弊害がいかに大きいかを考えさせられます。

なぜなら、これまでお話ししたように、外反母趾は健康的な生活を阻害するため、「元気で長生き」が叶わなくなってしまうからです。

また、私は自分の経験から、外反母趾の患者は特に女性に多いと感じています。

外反母趾が女性に多く見られるのは、男性に比べると女性は筋肉量が少ないことが、まず挙げられます。加えて、細いつま先の靴や、高いヒールの靴を着用する機会が比較的多いことも、原因となっています。ただでさえ足の筋力が低い女性がそうした靴を履くと、必要以上に親指に負担をかけてしまうのです。

長時間の立ち仕事の人も、外反母趾のリスクが高まります。たとえば、販売員や教師、看護師などの職業で、外反母趾が多いようです。

また、都市部よりも地方のほうが、外反母趾になるリスクは高いです。というのも、車社会のため、普段、車での移動が多く、歩く機会が都市部の人よりも断然少ないからです。日ごろから歩くだけでも、足の筋肉を鍛え、外反母趾を予防する効果があるので、歩行の機会が少ない生活環境の人は、歩行の機会が多い生活環境の人に比べて異変に気がつくタイミングが少ないだけとなり、外反母趾になるリスク自体は高まる傾向が見られます。

関節の柔軟性が低下している高齢者も、じつは外反母趾になりやすいです。医療や介護、福祉の仕事をしている人たちは、靴下を脱いだら、びっくりするほど変形している高齢者の足指をよく見かけます。

高齢者が、杖をついたり歩行器を使ったりして歩く姿は、それほど珍しくありませんが、外反母趾の問題が解決したらどれほどの人がもっとスタスタ歩けているだろう、と考えると私自身は、「もっと外反母趾や足の痛みで困っている人を救わなければならない！」と強く思ってしまいます。

こうやって見てみると、外反母趾になるリスクが自分にもある、とドキッとされる方が多いと思います。実際、その通りです。

外反母趾は、日常生活におけるさまざまな不便を引き起こします。日常の小さな楽しみや活動を制限されている方々は少なくありません。きっと本書を手に取っているあなたも「うんうん」と、うなずかれていることと思います。

本書により、多くの人が、外反母趾による痛みや不快感、歩行困難の悩みから解放されることを願います。

第2章

外反母趾だけではない足の痛みとその原因・症状

足の痛みと病気の症状はこんなにある！

この症状は足から来ていたのか！意外と知らない足の痛みと体の関係

私がお会いする患者さんの多くは、すでに足の痛みや何らかの症状を抱えている方々です。でもじつは、ご本人が自覚している症状以外にも、気づいていない潜在的な病態があることが少なくありません。

患者さん自身が気づいていない疾患や症状を指摘し、それがどういう状態かを説明すると、「あの違和感の正体はコレだったのか」「なんだか変だなと思っていたら、そういうことだったのか」と、たいていの方が納得されます。

すでに現れている足の痛みや症状は、足のほかの部位が悲鳴を上げているサインでもあるのです。

痛みや不具合はなくても、足の形に変化が起きていれば、同じことがいえます。

たとえば、巻き爪になったり、小指の爪が小さくなったりしてきている……これは、足指がうまく使えていないことによる退化現象といえます。ある部分だけ、皮膚が硬くなったり厚くなったりしている。これは、必要以上の負荷や摩擦、刺激から足を守る防御反応です。その状態が続くと、つらいタコやウオノメに進んでしまうことがあります。

本章では、外反母趾と併発しやすい足の病気や症状をご紹介します。自分の足の状態や変化などと照らしてみてください。ほかの症状を抱えていることに気づいたり、これから起きるかもしれない症状を知りながら、テーピングを取り入れると、必ず予防につながります。

これらの兆候を放置していると、外反母趾や足底筋膜炎、中足骨骨頭痛などを引き起こすリスクが高まります。そして、足の痛みや変形は、体のバランスを不安定にさせて、ほかの部位に過剰な負担をかけて悪影響を及ぼします。

偏った重心や傾いた体をまっすぐに戻そうとすると、どうしても体にゆがみや負担が生じます。その結果、頭痛や肩こり、腰痛などの慢性的な痛みや不調につながります。また、バランスを取るために前傾姿勢になると猫背となり、首が前方に突き出た「ストレートネック」を招きます。頸椎の湾曲がなくなると、頭の重みを首、肩、背中の筋肉で支え、そこにも負荷がかかります。

外反母趾・内反小趾

●外反母趾

外反母趾は、足の親指が足の内側に向かってくの字に曲がり、親指の付け根の骨が隆起する状態です。当院では、親指が内側に15度以上曲がっていると外反母趾と判断します。足の形状が変わり、親指が靴に押されて、炎症や腫れが生じることもあります。

歩行時、足の外側での体重移動がふえ、親指の関節に圧力がかかることで、痛みや圧迫感が発生します。症状の進み具合によって、軽度・中度・重度に分けられます。

●内反小趾

内反小趾は、反対に足の小指の変形のことを指します。小指が内側に向かってくの字に曲がり、骨が足の外側に隆起する状態です。女性だけでなく、男性にも多く見られます。変形による圧迫や擦れで、小指の関節や周囲の組織に痛みが生じることがあります。当院では、小指が親指側に12度以上曲がっていると、内反小趾と判断しています。

どちらも、主な原因は、遺伝的な足の形状もありますが、歩き方や普段の足の使い方、適切でない靴の着用、関節の炎症時のさらなる負担などが挙げられます。

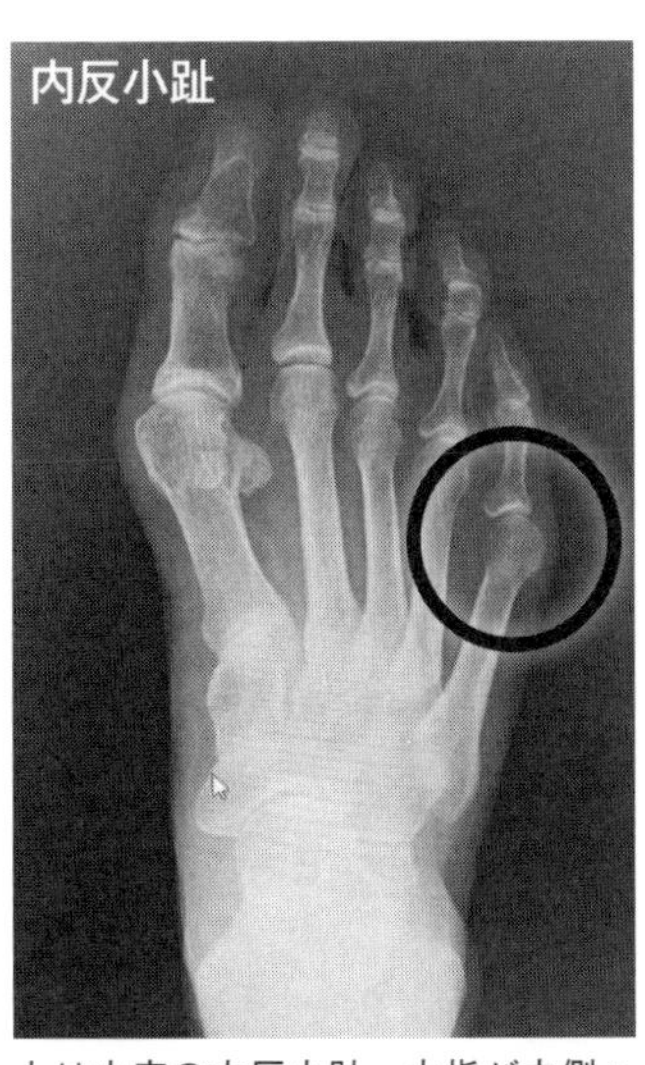

上は中度の内反小趾。小指が内側へ向かっている。

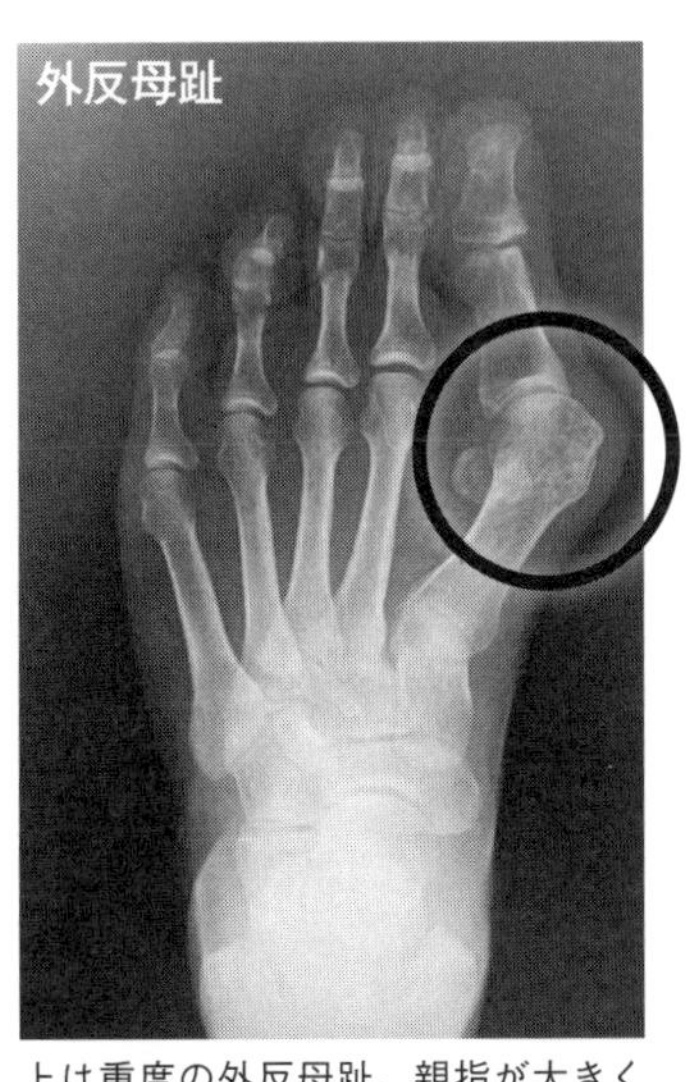

上は重度の外反母趾。親指が大きく内側へ向かっている。

軽度

親指または小指が少し内側に傾いていますが、明らかな変形は、まだ見られません。足指の付け根に軽い腫れや赤みが生じても、歩行時には痛みを感じにくいことが一般的です。通常の生活に大きな支障はありません。

中度

親指または小指が明らかに内側に傾いており、足指の付け根に腫れや赤みが見られます。足指が変形し、足全体の形状にも影響が出始めます。歩行時に痛みがあり、特に、親指の付け根や関節に鈍い痛みや圧迫感が生じます。足指の変形が進行し、靴の選択に制約が生じることがあります。

重度

親指または小指が著しく内側に傾斜し、足指全体が変形します。足指の付け根や関節の腫れや炎症が顕著になり、足全体の形状が大きく変わっています。

●過剰仮骨

外反母趾は前述の状態を「靱帯性」といい、ほかに「仮骨性」があります。

「仮骨」とは、骨折した場合に折れたり欠損したりした骨の代わりに、新たにできる不完全な骨組織です。それが、足指の付け根や関節に過剰に形成されると親指の付け根の骨が出っぱって、曲がったように見えますが、実際には親指は曲がっていません。外反母趾による親指の付け根へのねじれの負担や、浮き指による繰り返しの荷重負担で「疲労骨折」が起こり、この部分に過剰仮骨が形成されることがあります。靴が合わないと痛みが悪化するので靴選びには注意が必要です。

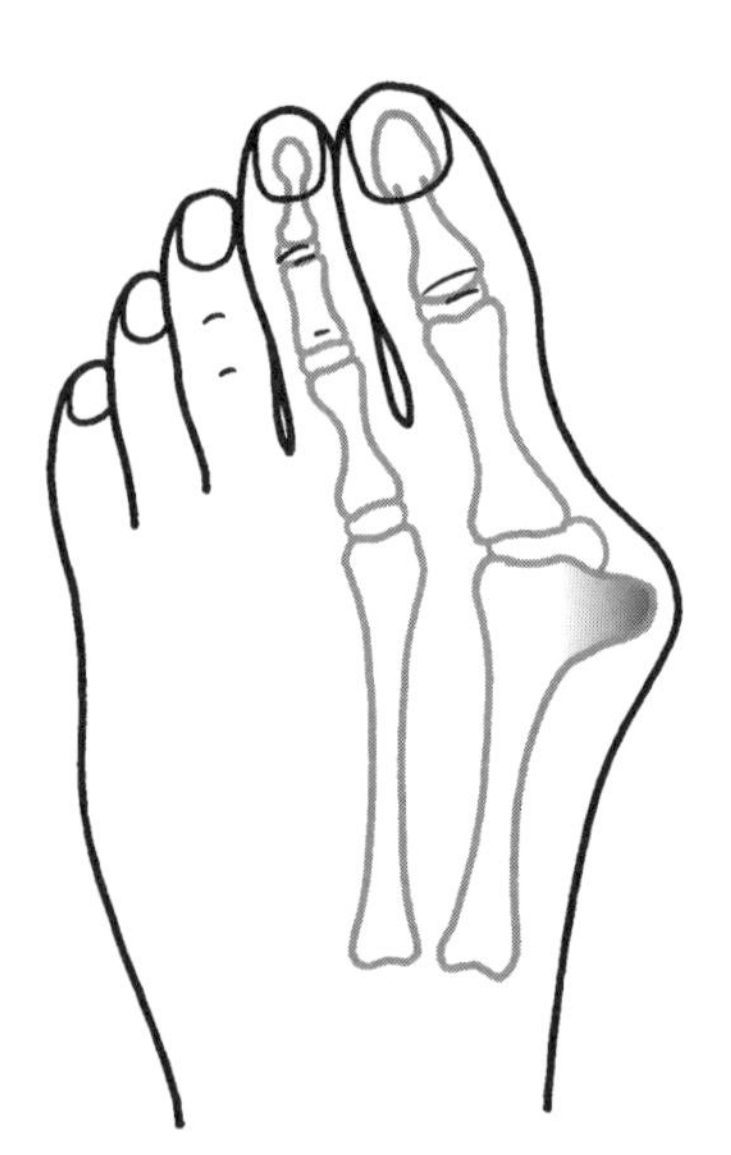

●有痛性外脛骨（ゆうつうせいがいけいこつ）

足の内側のアーチ部分の痛みは、「有痛性外脛骨」と呼ばれます。アーチの少し膨らんだ中央付近に痛みと腫れが生じ、膨らんだ部位を押すと痛みが出るのが症状です。「外脛骨」とは、足の骨の内側に存在する過剰仮骨（46ページ参照）です。外反母趾によるねじれ歩行で、足の内側に負担がかかり続けることでも、できやすくなります。足の内側への荷重負担と、地面からの突き上げの衝撃により、骨の一部に局所的な負荷がかかるためです。

その多くは、骨の出っぱりが見られるだけなのですが、これに痛みが伴うと、「有痛性外脛骨」になります。

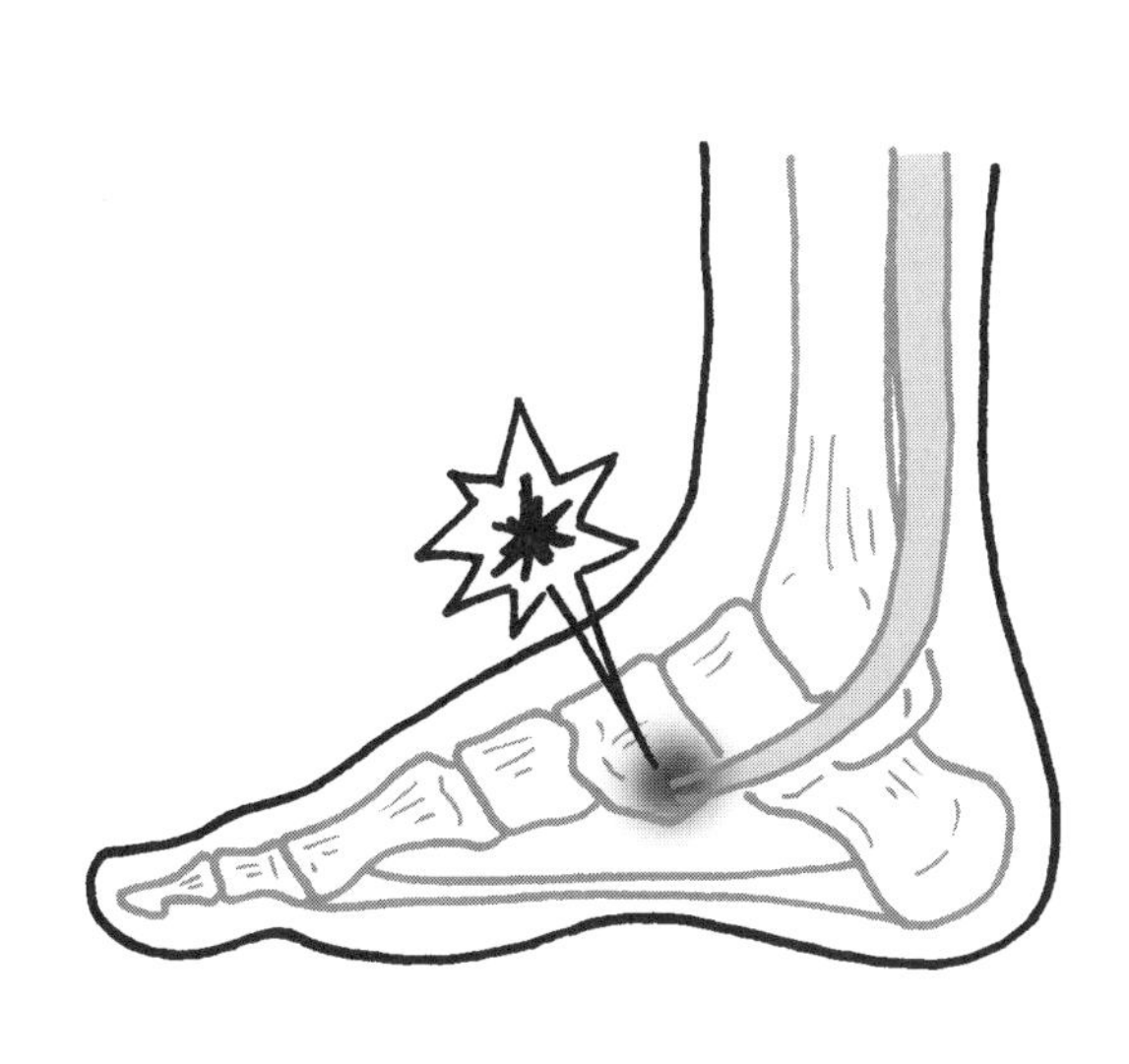

浮き指

足指がしっかり地面を踏まずに、上側へ反るように浮いてしまう状態です。

浮き指になると、歩くときに、浮いた指が地面に当たらないため、ほかの指や足裏の特定の部分に余計な圧力がかかり、偏った痛みや疲労が発生します。靴が摩擦する部分に、水膨れやウオノメができることもあります。全体に、足の前部に過度な負担がかかり、その部分の皮膚が厚くなる現象も見られます。浮き指は、医学的には明確な定義がありませんが、私は、足のこうした機能面を注視して判断しています。というのも、浮き指は上から見ただけでは判断しにくいからです。

チェックポイントとしては、足の親指を押し上げて、親指が90度以上にぐいっと上に曲がったら、浮き指を疑います。平らな場所で直立してもらい、床と足指の間にすんなりと厚紙が差し込めるのも、浮き指の確認方法の一つです。

足指が曲がり、靴の圧力や摩擦で痛みが出やすくなる屈み指（ハンマートゥ）に進行することもあります。どちらも問題は、指が浮くことで接地面がへり、足でしっかり踏んばれなくなることです。当然、かかとに重心が偏るので、地面からの衝撃を吸収しき

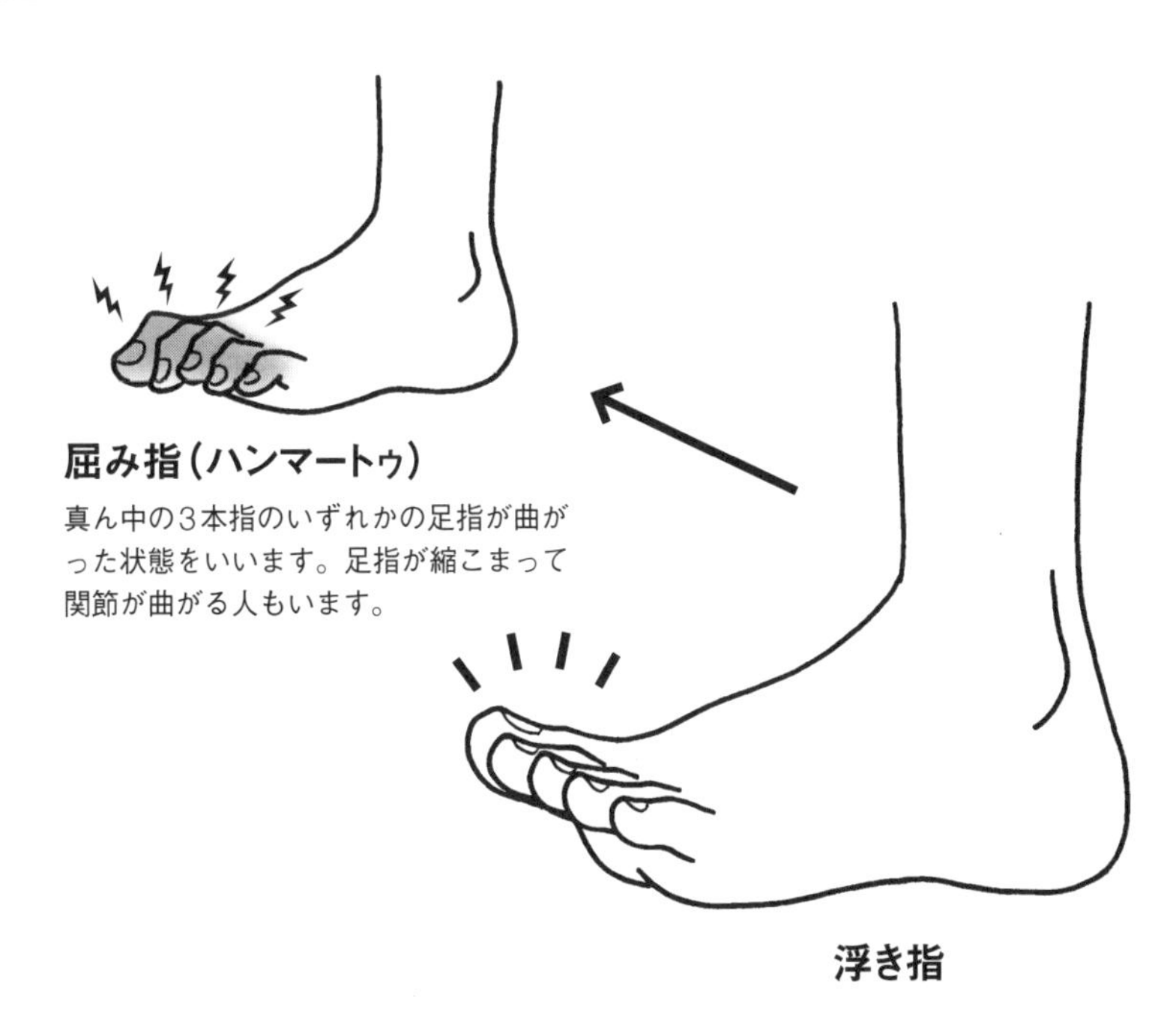

れず、その負担をひざや腰、脊椎、首で補います。すると、それらの部位には余計な負担がかかり、痛みや不調などを引き起こします。

私は浮き指を大きく二つに分類しています。

①**「筋緊張型」**：筋肉や腱、関節の硬さによって固まった、もしくは縮こまった指。

②**「筋弛緩型」**：足裏の刺激不足などで筋力が低下した、脱力した指。

浮き指は、まだ外反母趾のように広く認知されていませんが、じつはそれ以上に体に悪影響を及ぼす可能性があり、軽視できません。

中足骨骨頭痛（ちゅうそくこっこっとうつう）・モートン病

●中足骨骨頭痛

足の中央部分にある「中足骨」の骨頭（骨の端の球状の部分）が炎症する状態です。

中足骨とは、足指の付け根から甲に向かって伸びている骨のことで、人差し指から薬指の付け根あたりの足裏に痛みや腫れ、皮膚の表面にはタコが生じます。

歩くたびに足指の付け根が痛んで不快感があるので、歩くこと自体を避けてしまう人もいます。

主な原因は、足の指の付け根にある「横アーチ」の崩れ。アーチが崩れて、足裏がベタっと広がる「開帳足（かいちょうそく）」が特徴です。横アーチが崩れた状態で歩くと、本来負担の少ないはずの、人差し指から薬指の付け根に体重が集中します。足指の付け根を突き出すような歩き方になり、歩くたびにそこを打ち付けて、慢性的な打撲の状態となり、その蓄積が中足骨骨頭の圧痛と炎症を引き起こすのです。さらに症状が進むと、疲労骨折の状態になることがあります。

もともとの足の形にもよりますが、足への長時間の負担や過度な圧迫、あるいは、外反母趾や内反小趾、または両方の進行で起こりやすくなります。

●モートン病

「中足骨」の間の神経が圧迫されることで、中足部や足指に痛みが引き起こされる神経症状です。痛みやしびれ、刺すような感覚が、主に中指と薬指の間の部分に感じられるのが特徴です。歩いているときや、長時間の立ち仕事のあとに悪化する傾向です。原因は、中足骨骨頭痛と同じですが、骨の症状か神経の症状かの違いとなります。中足骨骨頭痛と区別する方法は、足指の付け根の位置（中足）を両脇から挟みます。しびれや指先に抜けるような痛みが薬指に起こるようであればモートン病かもしれません。

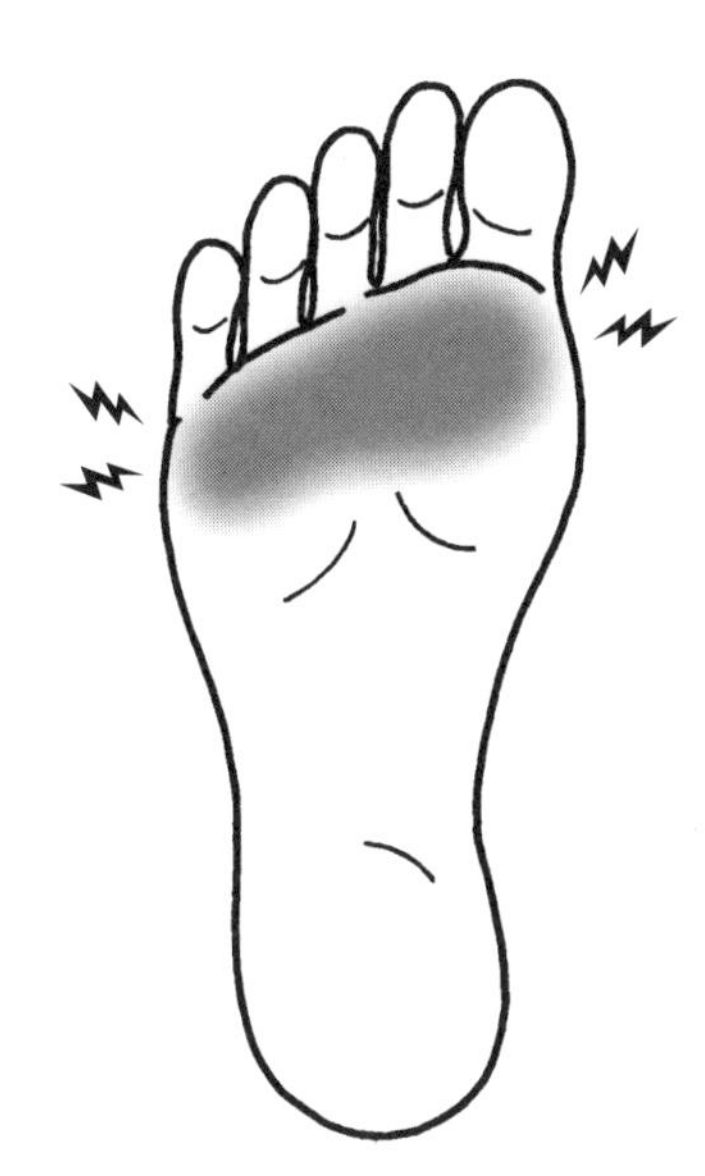

タコ・ウオノメ

●タコ

タコとウオノメは、見た目が似ているので、違いがよくわからない方は多いと思います。大ざっぱに説明すると、タコは皮膚の表面、ウオノメは皮膚の内側に向かってできる角質のかたまりです。

タコは、皮膚が圧迫や摩擦で硬くなり、その部分が厚みを持つ症状です。靴が原因となることが一般的で、最初は小さく丸く隆起するところから、だんだん広がり、厚みも増します。基本的に痛みは出にくいですが、硬くなった部分が、周囲の皮膚より黄色や灰色にくすんで見えるので目立ちます。

●ウオノメ

ウオノメは、タコと同じく圧迫などで皮膚が硬くなってしまった角質ですが、直径5～7㎜ほどで局所的に皮膚の内側に向かって芯ができるので、その芯が足に刺さるように、足裏を刺激します。人によっては、「小石を踏んでいる」ような状態で、一歩ごとに痛みを感じて、とてもつらいものです。芯の部分が〝魚の眼〟のように見えるので、俗にウ

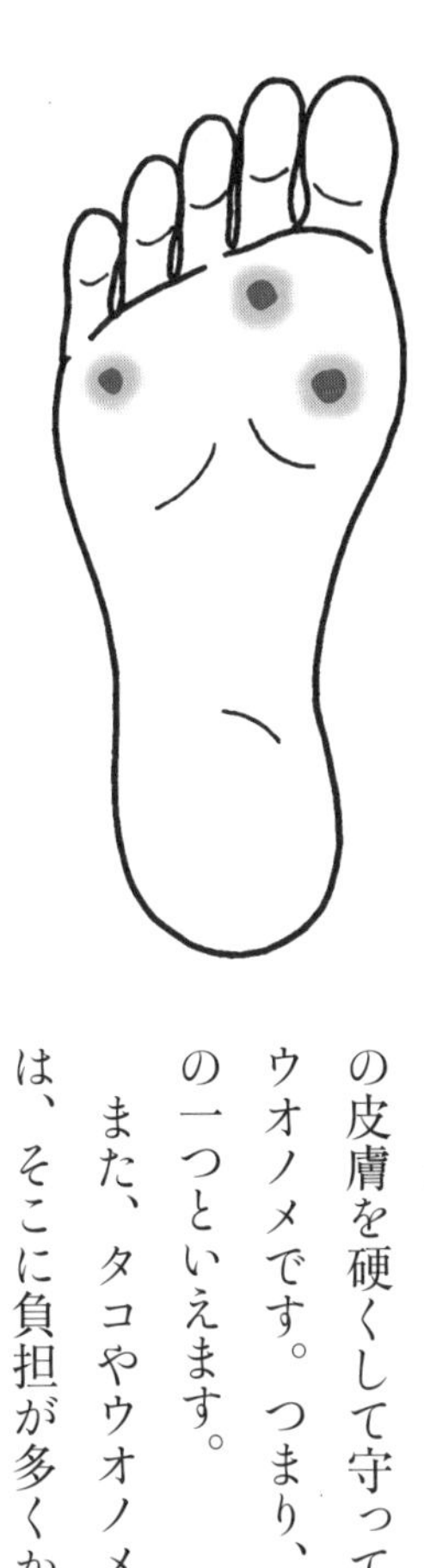

オノメと呼ばれています。

タコもウオノメも足を守るためにできる

過剰な負担が局所的にかかっている部分の皮膚を硬くして守っているのが、タコやウオノメです。つまり、体の「防御反応」の一つといえます。

また、タコやウオノメができている部分は、そこに負担が多くかかっている証拠です。角質を取ったり、削ったりしても、タコやウオノメが再びできてしまう人は、足の機能を取り戻して根本から改善しなければ、同じ箇所への圧迫や刺激が続くため、再発を繰り返してしまいます。

足底筋膜炎（足底腱膜炎）

足底には、かかとの骨から足の指の付け根にかけて、「足底筋膜」あるいは「足底腱膜」という繊維状の筋肉や腱が、膜のように広がっています。この膜に炎症が生じると、かかとの近くで痛みが発生します。

痛みは、しばしば刺すような感覚で、足底全体に広がります。起床時や、しばらく休んでからの第一歩目に強い痛みが出やすく、歩いていると次第に痛みが軽くなっていく、という特徴があります。

原因は足底への過度な負担や炎症といわれ、ランナーや体重の多い方に多く見られるスポーツ障害、過労性障害でもあります。

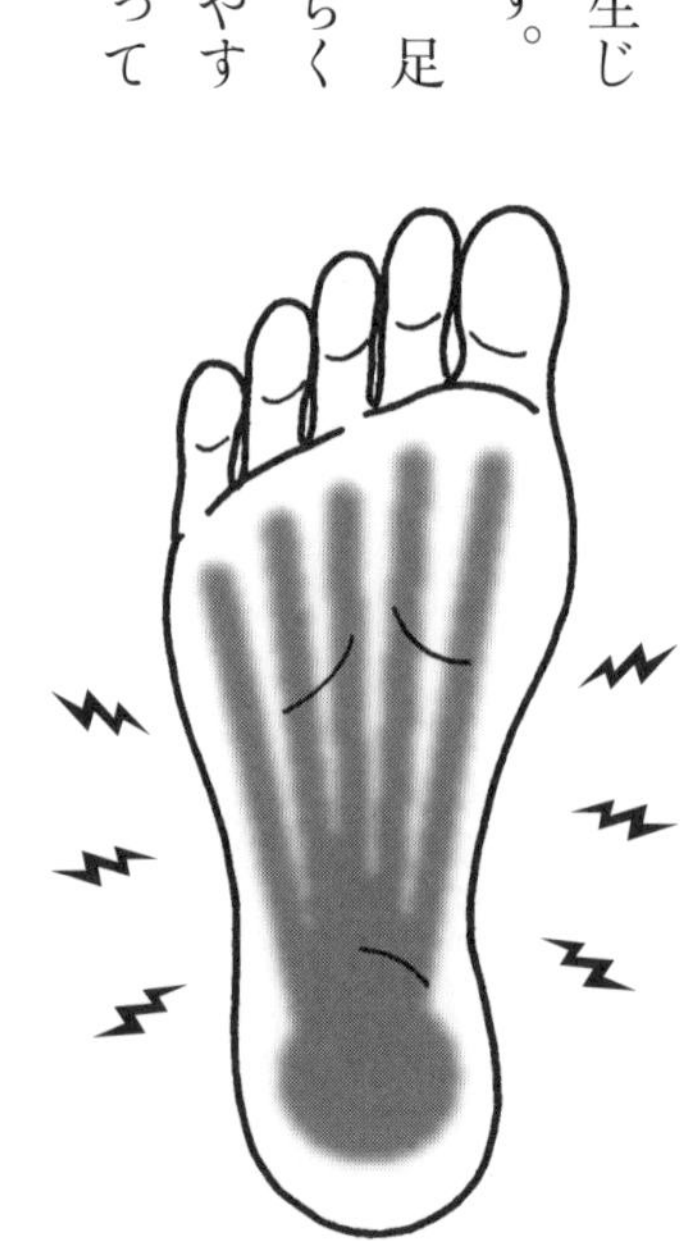

かかとの痛み（踵骨棘）

足底筋膜炎が慢性化・長期化すると、足底筋膜が付いている、かかとの骨の前方に棘の形をした「踵骨棘」という骨ができることがあります。牽引性の負担で形成されていくので、前方の足指に向かって伸びるトゲ状の骨になります。

このトゲによって直接痛みが出るというよりも、隣接している足底腱膜や短趾屈筋などが、強い力で引っぱられることから、かかとに痛みが生じます。

浮き指で歩くとかかとに重心が偏り、かかとの骨が繰り返しの衝撃で骨増殖し、骨のトゲが下向きにできることもあります。

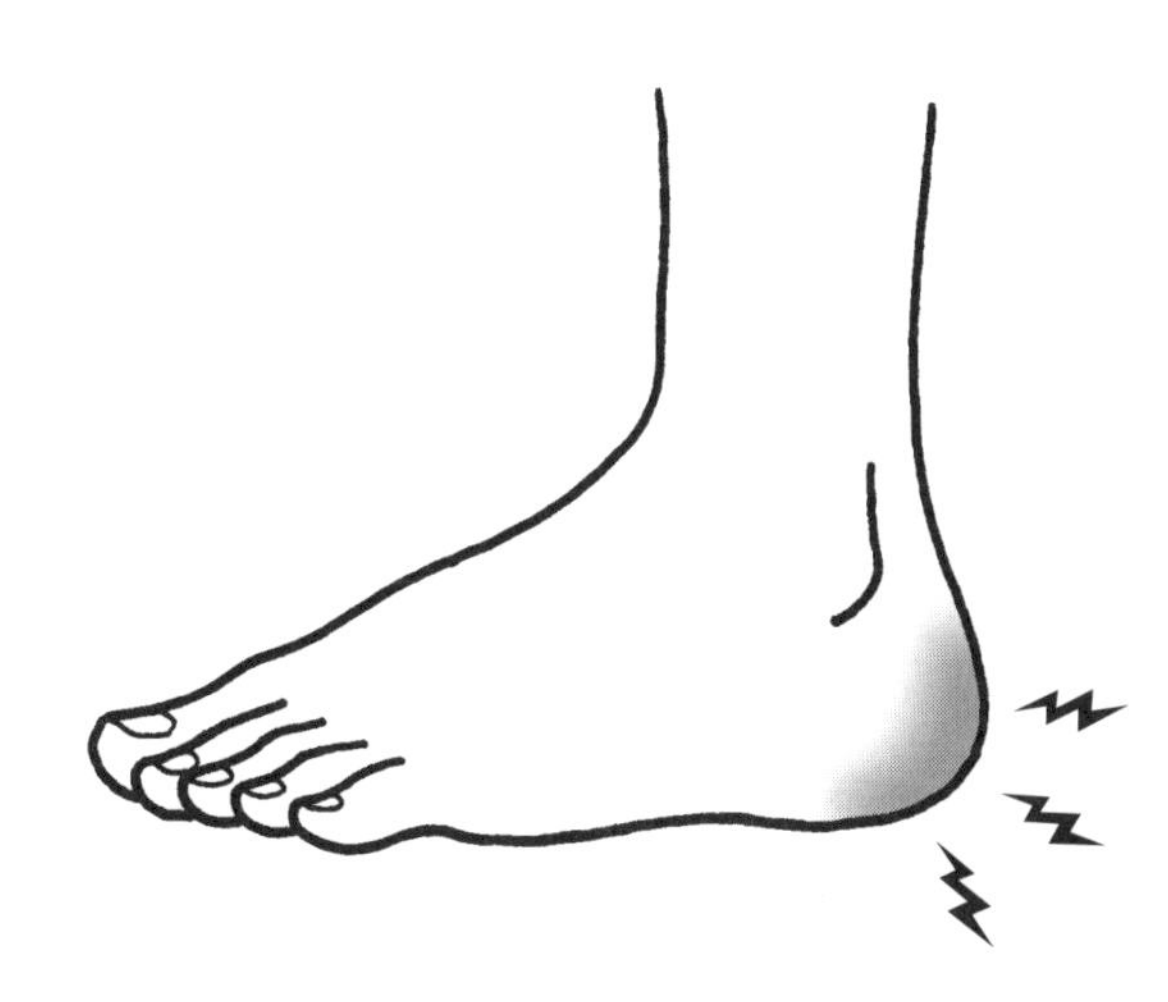

甲の痛み（甲高変形・ハイアーチ変形）

足の甲が高く盛り上がっている状態で、「甲高」と呼ばれることもあります。

甲が高い分、足裏のアーチ（土踏まず）が通常よりも強く現れますが、固まっていてクッション機能は十分に働いていません。足裏の接地面が少ないため足裏全体、特に足首やかかとに圧力が集中します。そのため、長時間の立ち仕事や運動時に、不快感があったり、痛みが生じたりする人が多いです。

また靴をよく選ばないと、甲が靴に当たって痛くなるなど履き心地に影響します。進行すると、かかとと前足部に圧力がかかり、タコやウオノメなどができやすくなります。

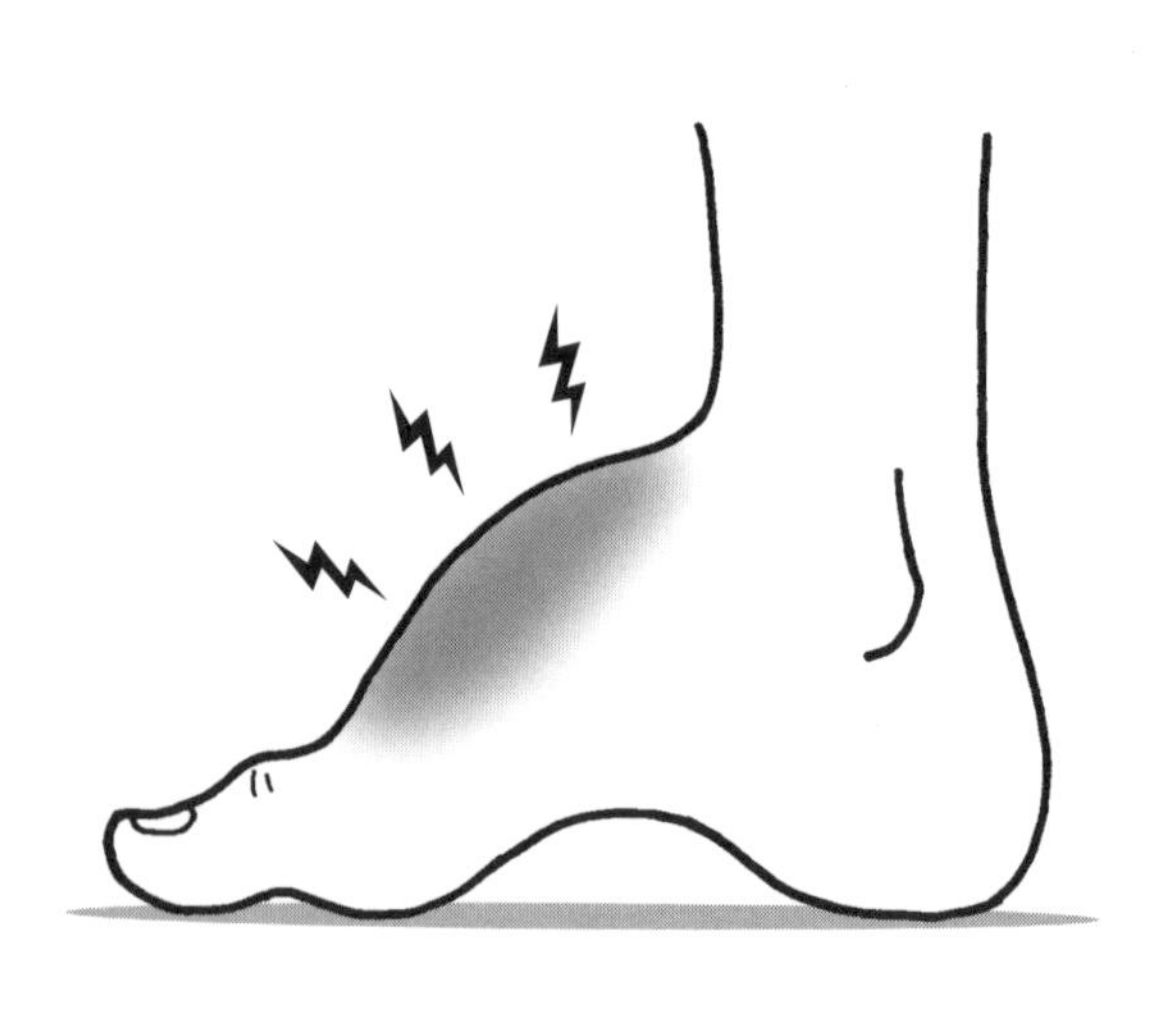

巻き爪

爪の端が、内側に巻き込まれた変形のことをいいます。爪が皮膚に刺さることで不快感や痛みが生じるほか、巻き爪の縁が、爪の下や周りの皮膚を傷つけて、炎症や腫れが起こることもあります。さらには、細菌が感染して、「爪囲炎（そういえん）」になることもあります。よく似た症状に、「陥入爪（かんにゅうそう）」があり、こちらは爪が食い込んでいるのが特徴です。

足指には本来、指先を守るために平らで強い爪が生えるようになっています。しかし、指の腹がしっかり着地しないと刺激が不足して爪が退化することも巻き爪の原因の一つになります。

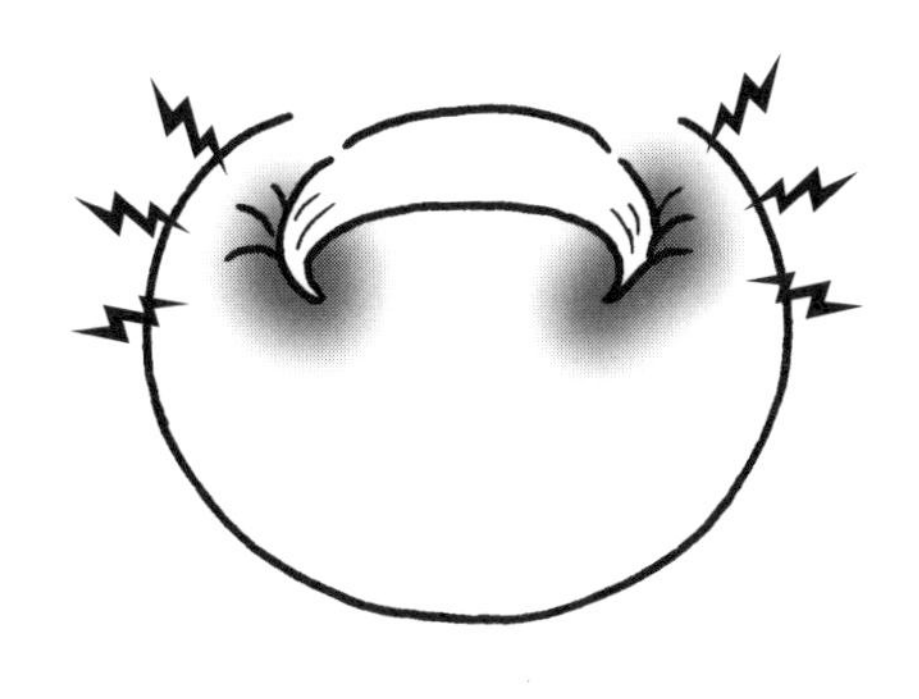

足の痛みと体の不調はこんなに関係ある！

足指が地面に着いていないと〝ねじれ〟が起きる――左右のアンバランス

外反母趾のように足の形や機能に問題があると、体全体に不調や痛みを引き起こす原因となります。

たとえば、足指がうまく使えない外反母趾や、地面に足指が着いていない浮き指の場合、足で力強く踏んばることが難しく、地面をまっすぐに蹴り出せなくなるので、「ねじれ歩行」が生じやすくなります。

「ねじれ歩行」を続けていると、歩くたびに足先が外に流れるので、足首に偏った衝撃と負荷がかかり、まず足首への負担と痛みにつながります。

次に、一番近い関節であるひざに、外側に開く作用がかかります。当然ながら、ひざの痛みを招くことがあります。

歩くたびに股関節にも、外側に開く作用がかかります。この負担によって骨盤がゆがみます。これは、腰痛や股関節痛、坐骨神経痛などの原因となります。

「ねじれ歩行」では衝撃も吸収できません。足ひざが伸び切って、かかとから着地する歩き方になってしまい、ひざや股関節、腰には、地面からの突き上げ（衝撃とねじれ）がまともに伝わります。

このように、足指が適切に使えていないだけで、体全体に〝ねじれ〟が生じて、さまざまな不調を引き起こすのです。

「ねじれ歩行」の根本的な解決方法は、土台となる足の機能を取り戻すことですが、歩き方を意識することで、その悪影響をへらすことができます。いつもより太ももを1～2センチ高く上げるようにして、自然な歩幅で足裏全体で着地するように歩いてみましょう。逆にいうと太ももをしっかり上げない大股歩きは足の不調のもとです。

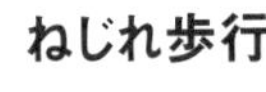

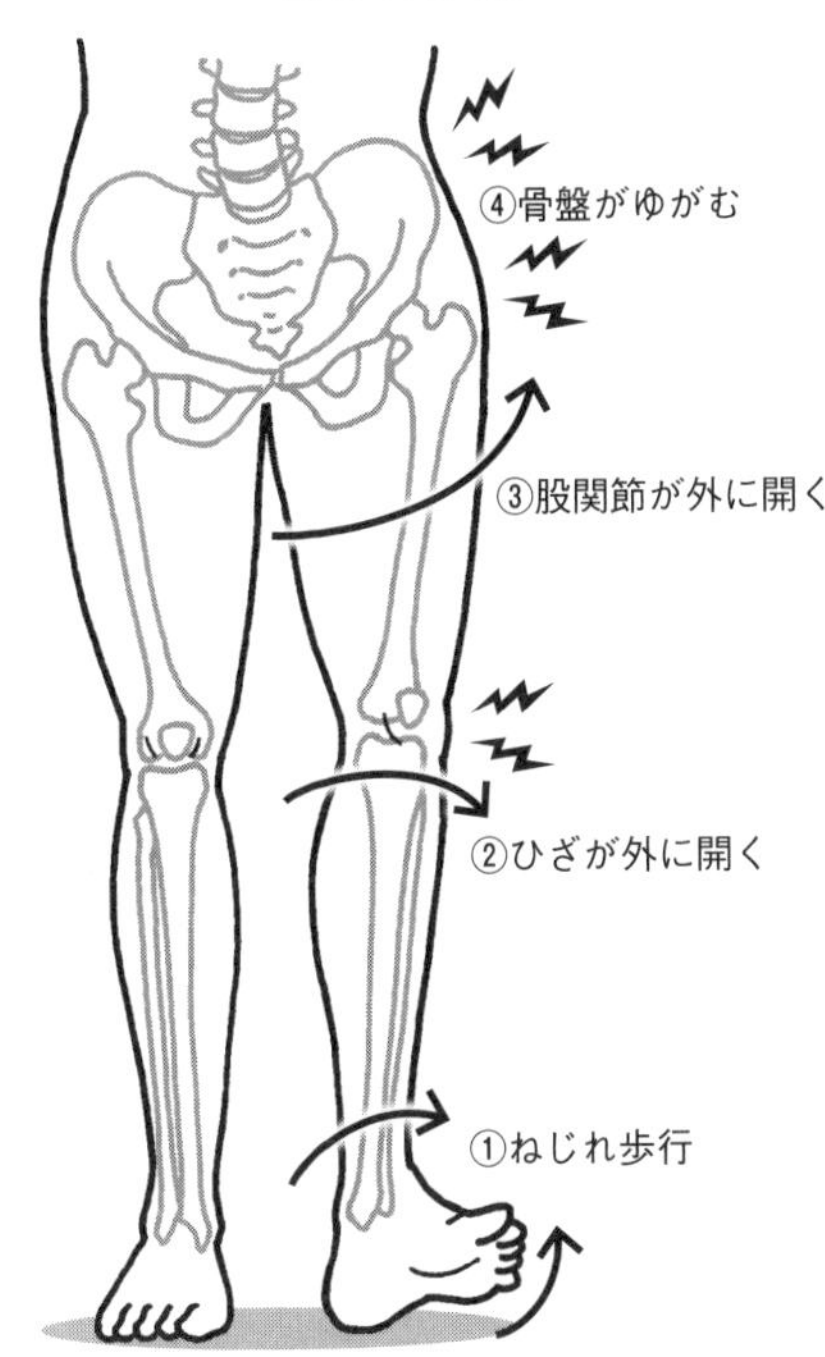

足への衝撃が2倍になる外反母趾で前後のバランスが崩れる——前後のアンバランス

通常、足指の腹、足指の付け根、かかと、この3点が地面に触れることで、体重が足裏に適切に分散されます。

しかし、地面に足指をうまく着けられない外反母趾や浮き指の場合、足指の腹を使えないので、残る2点、足指の付け根、かかとでの接地が頼りになります。すると、重心がかかかとのほうに大きく移り、かかとの負担が2倍になります。

このため、かかとに大きな衝撃が及ぶばかりでなく、体の前後のバランスを乱し、ひいては、体全体の姿勢に悪影響を及ぼします。

たとえば、一番近い関節であるひざへの影響として、反張膝(はんちょうひざ)になりやすくなります。文字通り、ひざが後ろに沿ってしまう状態で、このまま無理をすれば、ひざの痛みが出やすくなります。

骨盤も前傾気味になり、その影響で、「反り腰」「猫背」「ストレートネック」などになりやすくなります。整形外科や街のマッサージ店などで、これまでに指摘されたことのある人も多いのではないでしょうか。

また、かかとに余分な負担がかかることで、足が疲れやすくなり、長時間の立ち仕事や歩行をつらく感じるようになります。足裏に不均等な圧力がかかるため、痛みや皮膚の硬化も招きます。

何より、足指が適切に接地しなければ、歩行が不安定になります。年を重ねるほど、転倒や捻挫のリスクが高まるのは、容易に想像できることと思います。

たとえば、電車に乗っているときや立ち仕事の最中など、ほんの少しひざを曲げた「ひざ曲げ立ち」を意識してみてください。重心が、かかと寄りから自然と前に移動し、正しい位置で立ちやすくなります。

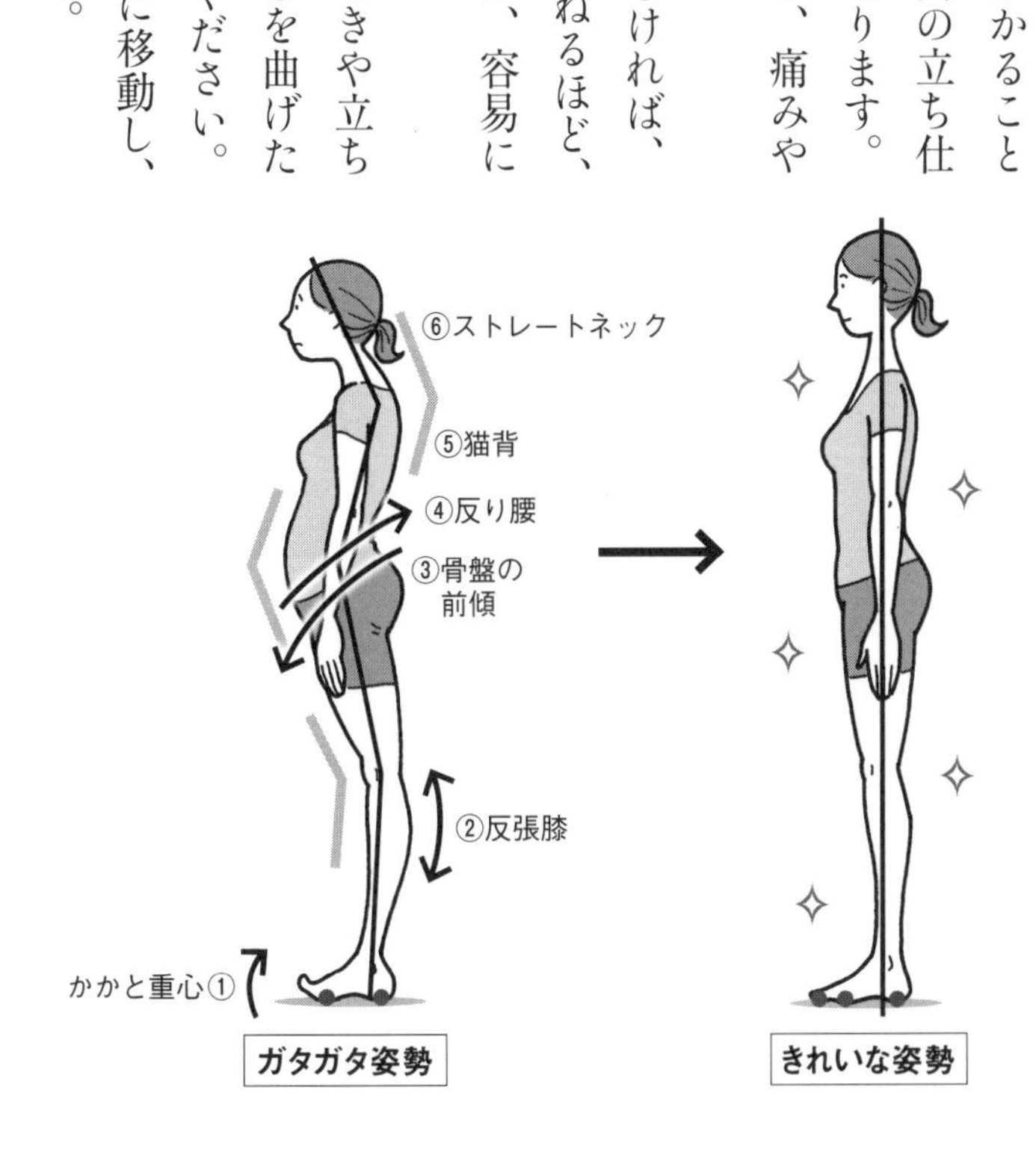

体のコンディションと外反母趾もこんなに関係ある！

運動の不足、やりすぎ、どちらも要注意

運動は、外反母趾の治療や改善において、非常に重要です。しかし、あくまで適切な運動量であることが前提です。

運動は、外反母趾の進行を遅らせて、足の筋力や柔軟性を向上させるのにとても役立ちますが、運動のしすぎは、逆に症状を悪化させる可能性があるからです。

たとえば、激しい運動やジャンプなど衝撃の強い動きは、足に過度の圧力をかけやすく、特に足に炎症がある場合は、痛みを増幅させるリスクが高いので、必ず避けてください。

また、健康生活をめざして「よし、運動しよう！」と思い立つのはいいことですが、急に運動量をふやすのは、まるでお勧めできません。普段から運動をしていないと、運動に慣れていない骨や筋肉がびっくりして、いいことがありません。痛みや症状がすでにある場合は悪化する恐れが高いので、運動は段階的にふやすなど計画的に行いましょ

う。

とはいえ、運動不足も、ぜひとも改善していただきたいです。正しい姿勢や骨格に改善するには、足の筋力が大切。つまり、適度な運動は必須なのです。

特に、外反母趾の治療と改善には、適切な運動が鍵となります。運動不足を改善するだけでも、足の機能を回復させて、日常生活の質を向上させるといっても過言ではないぐらいです。

ぜひ、毎日、ほどよい運動を心がけてください。

骨格は遺伝しても、生まれながらの外反母趾はいない

生まれながらにして外反母趾の人は、ほぼいません。

しかし、親が外反母趾だと子どもも外反母趾になりやすい、という傾向は、確かにあります。それは、骨格や体質が、遺伝の影響を受けやすいからです。

中には、祖母、母、娘の三代揃って、同じ足の形で、同じように外反母趾に悩まされる家族もいらっしゃいます。

どういう骨格が外反母趾に影響するのかというと、代表的なのは、扁平足(へんぺいそく)になりやす

い骨格です。

扁平足は、足を内側から見たときに地面に接しない箇所、いわゆる「土踏まず」と呼ばれる縦アーチがなくなり、足が平らになっている状態で、外反母趾を引き起こす大きな誘因になります。ですから、生まれつき扁平足になりやすい足の持ち主は、どうしても、外反母趾にもなりやすいのです。

土踏まずは、乳児期のときには、すべての人にまだありません。歩き始めてから8歳くらいまでに形成されますが、その8歳ごろを過ぎても土踏まずができないと、一般的に扁平足といわれます。小学校のときに、扁平足の友だちが一人や二人、いませんでしたか？　残念ながら彼らは、若い年齢から外反母趾の予備軍といえます。

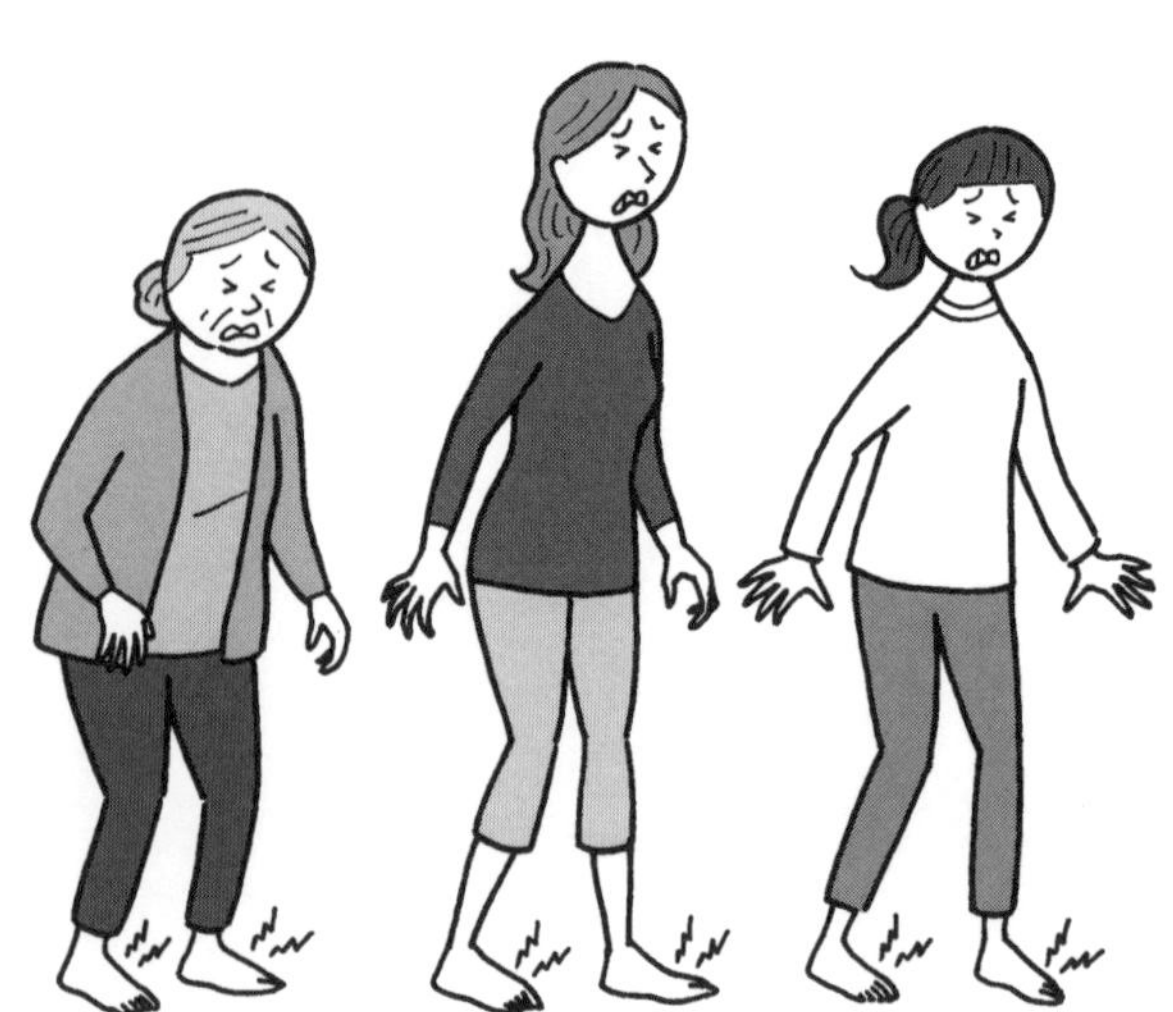

また、いったんは形成されてても、大人になってから、足に合わない靴による圧迫や、ケガや運動不足、体重増加などによって土踏まずが消えてしまうことがあります。この場合、後天的に扁平足になり、これもやはり、外反母趾になるリスクが高まります。

いずれにしても、足を正しく使えていれば、外反母趾にはなりません。生活や運動の習慣、生活環境などが、外反母趾になるかどうかの分かれ道になります。

また、たとえ外反母趾になりやすい素因を持っていたとしても、足のケアにきちんと取り組んでいれば、外反母趾になるリスクは確実に下がります。

どうですか？　足のケアをしてみようという気持ちになりませんか？

ちなみに、扁平足の方はひざや腰に痛みが出やすいと経験上、感じます。

なぜならば、扁平足は内側の縦アーチがないために、免震性（クッション性）が低下していて、過剰な衝撃の負担が加わりやすくなってしまいます。

また歩行の際には、地面をまっすぐ蹴り出せず、ねじれ歩行になってしまうため、過剰なねじれの負担がひざや股関節に加わってしまいます。

過剰な衝撃と過剰なねじれの負担が加わると、ひざの痛みやO脚・X脚になったり、股関節への負担から骨盤のゆがみや腰痛が起こってしまいます。

この状態が続けば、体がゆがむだけでなく、特定の部位の筋肉がいつも緊張するようになり、別の体の不調を引き起こします。たとえば、なかなか改善しない頭痛や肩こりの原因になっている場合もあります。

このように足のアーチは、体全体に大きく影響する大事なポイントなので、外反母趾の予防以外についても、土台の足をテーピングでしっかり補整して安定させることが望ましいといえます。

外反母趾の予防に力を入れたほうがいい足の形がある

扁平足以外にも、外反母趾になりやすい足の形はあります。

一つに、開張足（かいちょうそく）が挙げられます。

開張足は、横アーチが崩れて足指が横に広がっている状態です。横アーチとは、足の親指と小指の付け根を横に結ぶドーム型のラインです。足の衝撃吸収や姿勢のサポートに欠かせない、重要な役割を果たしており、このアーチ構造が破綻していると、さまざまな足の障害が生じているといっても過言ではない重要な部分です。

また、「エジプト型」というタイプの足の形があります。これは、5本の足指の中で、親指がもっとも長いパターンを指します。親指が人差し指よりも長い人は、靴や靴下を履くときに、親指が圧迫されやすいため、外反母趾になるリスクが高まります。この「エジプト型」は、なぜか日本人に多く、さらに女性に多いとされています。

ほかにも、もともとの足の構造として、

1　足がやわらかくて、ふにゃふにゃしている
2　中足骨頭の並びが地面に対して水平ではない
3　中足骨が長い

などが、外反母趾になりやすい足の特徴になります。

もし、ご自分がこれらの足の特徴に当てはまると思われたら、ぜひ足のケアに力を入れて、外反母趾の予防に努めましょう。

母趾外転筋と母趾内転筋が外反母趾を治す

足は、骨や筋肉、腱などによって構成されています。そのうちの「母趾外転筋（ぼしがいてんきん）」と「母趾内転筋（ぼしないてんきん）」は足が正しく機能するうえで、とても重要な役割を担っており、これらの筋力が低下したり、硬くなって伸縮性が失われたりすると、外反母趾が起こりやすく

なります。

「母趾外転筋」は、足の親指を外側に引っぱる役割を果たし、これによって親指が人差し指との正しい位置を維持します。この力が衰えると、本来とは反対の「内転」方向に作用して、外反母趾の症状を悪化させてしまいます。

一方、「母趾内転筋」は親指を内側（ほかの4指の方向）に向けて働きかけ、足に安定性をもたらします。

扁平足が外反母趾になりやすいのは、重心を土踏まずで吸収できずに親指への負担がふえ、足底の親指内側についている母趾内転筋が硬く縮み、母趾外転筋とのバランスが崩れるのも、その一つです。

そもそも扁平足は、母趾外転筋の機能が低下して、足のアーチが崩れることにも起因するので、外転筋と内転筋の相互の関係は強いのです。外反母趾を治すには、この二つの筋肉が正しく働くように、機能を取り戻すことが不可欠だとおわかりでしょう。

次章からは、そのためのテーピングを紹介します。このテーピングを行うことで、足の痛みや不快感がなくなり、母趾外転筋と母趾内転筋を正しい位置で使えるようになることにより、足裏を鍛えるサポートができるのです。

第3章

痛みが消える セルフケア テーピング

なぜ、セルフケアテーピングが足の痛みによく効くのか？

セルフケアテーピングで使用するキネシオロジーテープとは

私が紹介するセルフケアテーピングは、痛みの対処療法ではなく、足の機能を回復させて、痛みや症状の根本原因を改善させるものです。ですから、しっかりケアすれば、だんだん痛みが出にくい足に必ず生まれ変わります。

ここで大事なのが、使用するテープです。「キネシオロジーテープ」という筋肉や関節、リンパなどに作用する、日本が生み出した非常に機能的なテープを使います。

身体の動きに合わせてソフトに伸縮するので、足の形や動きを無理なくサポートして、痛みや不調をしっかり軽減してくれます。

テーピングで足や足指の位置を整えて、かかる負担を軽くする

セルフケアテーピングの目的は、まず、足や足指を正しい位置に戻すサポートです。そして、現在かかっている余計な負担を軽減させて、痛みを和らげます。痛みが取れた

ら、次の段階で、足の筋力をつけて機能を回復させます。それにより、外反母趾の根本的な改善を図ります。

テーピングの基本的な効果は、中足部を適度に締めることで、横に広がって崩れたアーチを補整することにあります。これを外反母趾のメカニズムである「てこの原理」を使って説明していきます。

足には、「力点・支点・作用点」の3点があります。足の形が崩れた状態で親指に力がかかると、支点である母指球（ぼしきゅう）が外にせり出してしまいます。親指側の骨がぐっと飛び出る外反母趾の典型的な足の形は、ここから来ています。

テーピングで支点と作用点を押さえることで、逆に力点となっている親指の外圧を解除すれば「力点・支点・作用点」のバランスが整い、自然と指先が開き、足を正常な状態に近づけることができます。

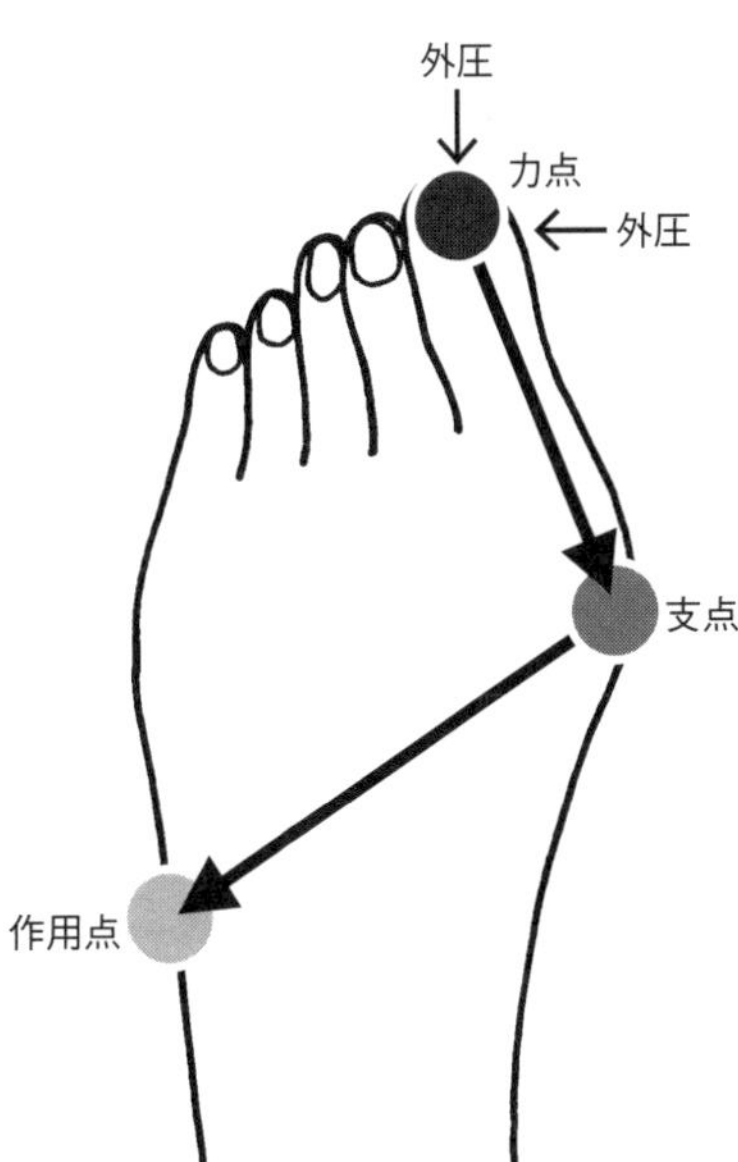

キネシオロジーテープって何？

購入方法と商品の選択のコツ

テーピングを始める前に、まずはキネシオロジーテープを準備しましょう。

キネシオロジーテープは、一般的なドラッグストアでも健康用品店でも、オンラインショップでも入手できます。日本が開発した比較的新しい製品で、開発当初はアスリート中心に使用されていましたが、今では、一般の人にも広く使われています。

現在は、多くのメーカーが、キネシオロジーテープを製造・販売しており、色やサイズなどメーカーによっていくらか違いますが、使いやすければ、どのメーカーのものでも構いません。購入の際には、次のポイントに気をつけるとよいでしょう。

●信頼性のある品質

キネシオロジーテープの専門メーカーであれば、その品質が保証されています。やわらかい生地やかぶれにくい糊(のり)などを用いており、使用感も快適です。信頼性のあるメーカーから製品を選びましょう。

●優れた素材と通気性

肌に直接貼りつけてテーピングするので、皮膚への刺激を最小限に抑えつつ、快適に使えるテープを選びましょう。

たとえば、肌がデリケートな人は、皮膚刺激の少ないアクリル系粘着材を使用したものがお勧めです。適度な粘着力なので、皮膚が引きつらず、粘着材も肌に残りません。

また、糊にストライプ塗工が施されているものもあります。肌への密着部がへるため、通気性に優れ、かぶれにくいです。数日貼り続ける場合はこのタイプをお勧めします。

●使い勝手のよいサイズ

本書では、5センチ幅のキネシオロジーテープを使って説明します。この5センチ幅のテープは、もっとも一般的で入手しやすく、商品の種類も豊富です。使用量は、本書で紹介する一通りのテーピングをする場合、両足で1回約3メートル使います。

●色やデザイン

一般的なものはベージュとなりますが、最近ではカラーテープや模様の入ったデザイン性の高いものも販売されています。テーピングの見た目が気になる場合は、好みや使うシーンに合わせて選んでみてはいかがでしょうか。

テーピングを始める前に

痛いほうの足だけでなく、必ず両足同時にテープを巻くこと

テーピングは、必ず両足に行ってください。痛みの出ていない足や症状の軽い足は、テーピングをスキップしがちですが、前述の通り、足は土台であるため、片足だけでは体のバランスが整いにくくなります。

本書では、基本形に加え、状態に応じて追加できるテーピングも紹介しています。せめて基本形だけでも、必ず両足に行うようにしてください。

テーピングする前には、足の皮膚を清潔にして、余計な油分や汚れは取り除いてください。

そして、テーピングをする際には、皮膚の表面でテープにシワがよらないように、適度な圧力でべたっと貼り

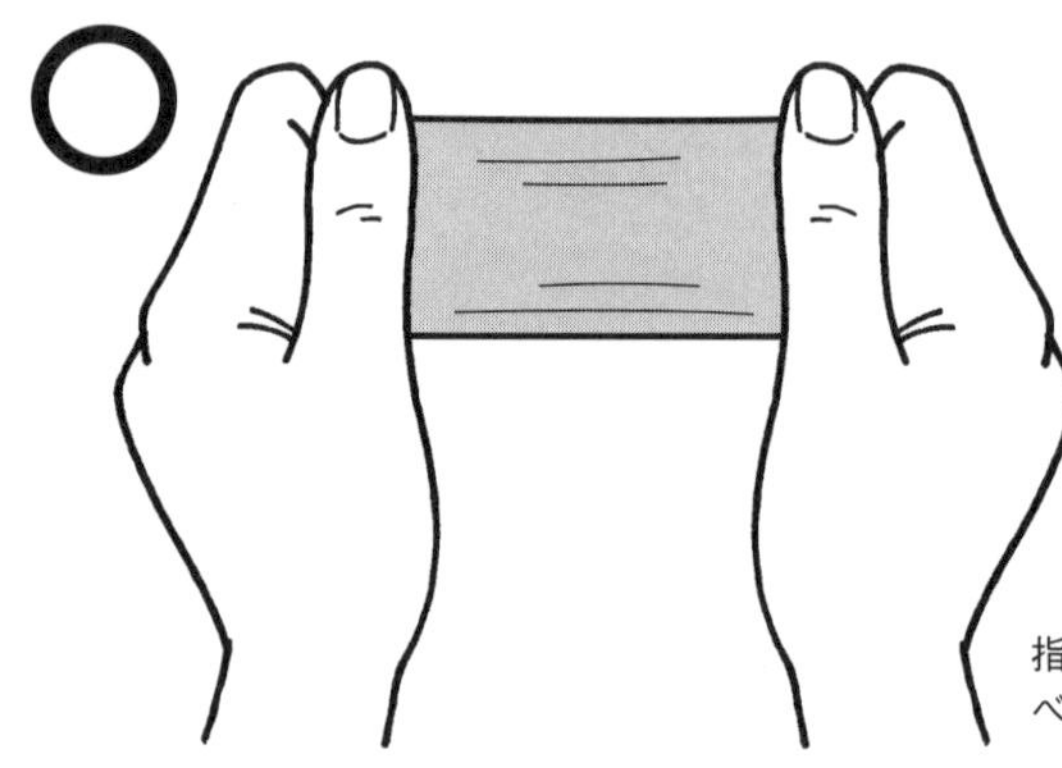

指全体でテープをまんべんなく引っぱる。

つけること。キネシオロジーテープは、指先でつまみながら持つと、テープがよれたり、シワが入ったりしてうまく貼れません。テープを貼るときは、親指と人差し指で両端をしっかりはさんで、適度に伸ばします。

また、最初に必要な長さを切っておき、端を丸くカットしておくと、角がめくれにくく、はがれにくくなります。

なお、痛みが起きるほど強くは引っぱらないように注意しましょう。貼りつける際は、決して足を締め付けず、血流を妨げないようにしてください。「固定」や「矯正」ではなく、ソフトに「補整」するのが目的です。

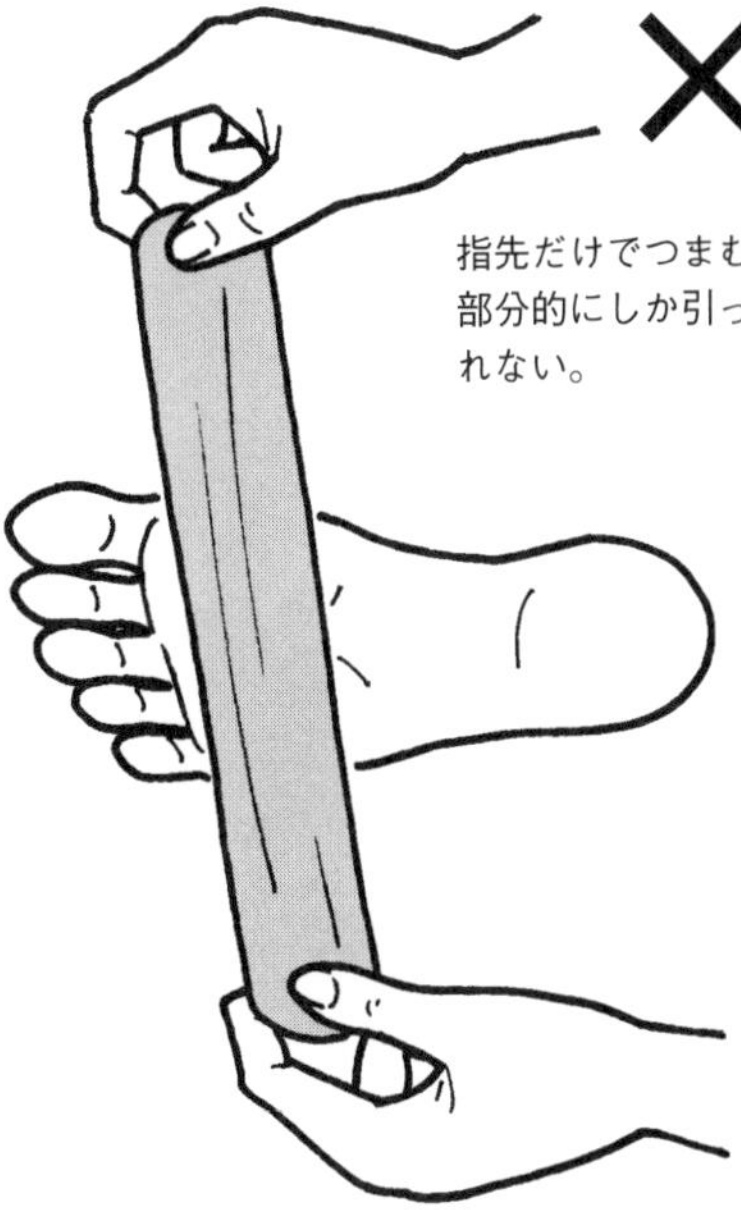

×

指先だけでつまむと部分的にしか引っぱれない。

数日貼り続けて日常生活を送れるテープ

キネシオロジーテープは、薄くてかさばりません。上から靴下を履くことも、いつも愛用しているパンプスを使うことも邪魔しません。また、日常生活で特に行動制限はありません。テーピングしたままでも入浴できるし、入浴後にはがれる心配もほぼいりません。そのため、数日間から1週間程度は貼り続けることができます。

ただし、貼りつけたテープがゆるんできたり、テープの汚れが気になったりした場合は、はがしてもらって構いません。使用中にかゆみや不快感があった場合も、無理をせずに歩行時だけに貼るなど、皮膚の接触をへらしてみてください。

なお、皮膚のアレルギー反応が気になる方は、初めて使用する前に試し貼りをする「パッチテスト」を行うことをお勧めします。

症状に合ったテーピングを組み合わせよう

セルフケアテーピングの基本形となるのは、「中足(ちゅうそく)テーピング」です。中足部＝横アーチを締めると、足の指が自然に広がり、本来のアーチを取り戻せます。荷重時にアーチがつぶれすぎず、きちんと機能する形になります。これを行ったうえで、症状や悩みに応じて、次ページのように、ほかのテーピング（①〜⑥）を組み合わせます。

テーピングの組み合わせ方は自由ですが、どのテーピングも最後は、「中足テーピング」で終えるようにしましょう。

どういうことかというと、たとえば、「中足テーピング」+「テーピング①親指」「テーピング②小指」の3つを組み合わせた場合は、親指と小指のテーピングを先に行い、それぞれの端を隠すように、最後に「中足テーピング」のテープを重ねて、覆います。こうすることで、見た目にいいだけでなく、テープがはがれにくくなります。

各テーピングに効く症状タイプは、代表的なものです。足の補整には、それぞれ有効で副作用やデメリットはほとんどありません。どのように組み合わせても結構です。自分に合ったセルフケアテーピングのパターンを見つけてみてください。

〈症状に合ったテーピング〉

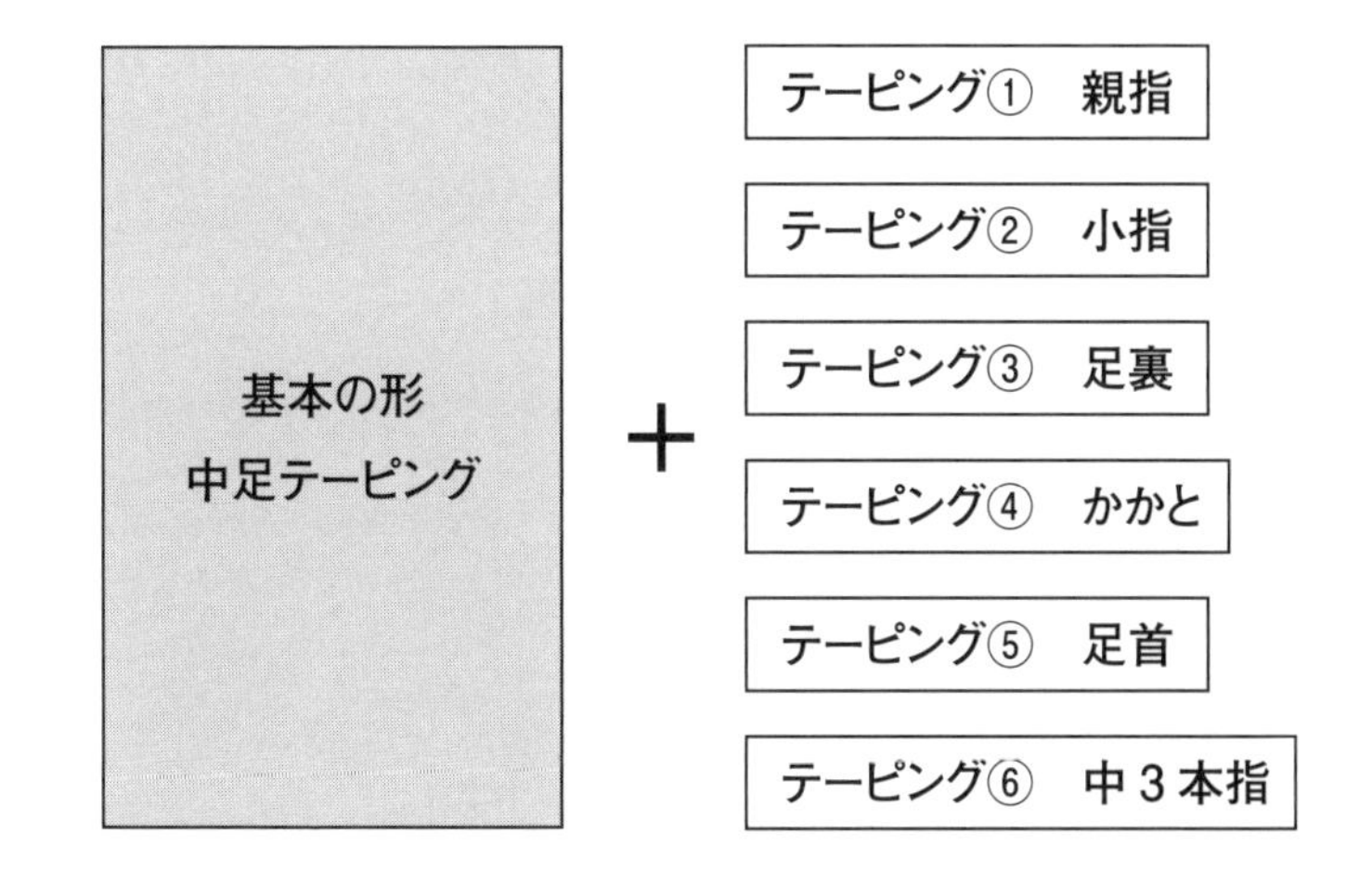

基本の形「中足テーピング」

まずは「横アーチ」を補整しよう

手をグー・パーして、閉じたり開いたりする筋肉があるのはわかりますね。手と同じように、足も横に広げる筋肉があります。

その一つが、親指を外側に広げる「母趾外転筋（ぼしがいてんきん）」と、反対に内側（人差し指側）にひねるための筋肉「母趾内転筋（ぼしないてんきん）」です。

本来は、この二つの筋肉はバランスを取りながら上体を支えているものですが、足裏の横のアーチ（親指の付け根から小指の付け根にできている弓状の半円）が

準備するもの（片足分の材料）

5㎝幅のキネシオロジーテープ
約24㎝×1本

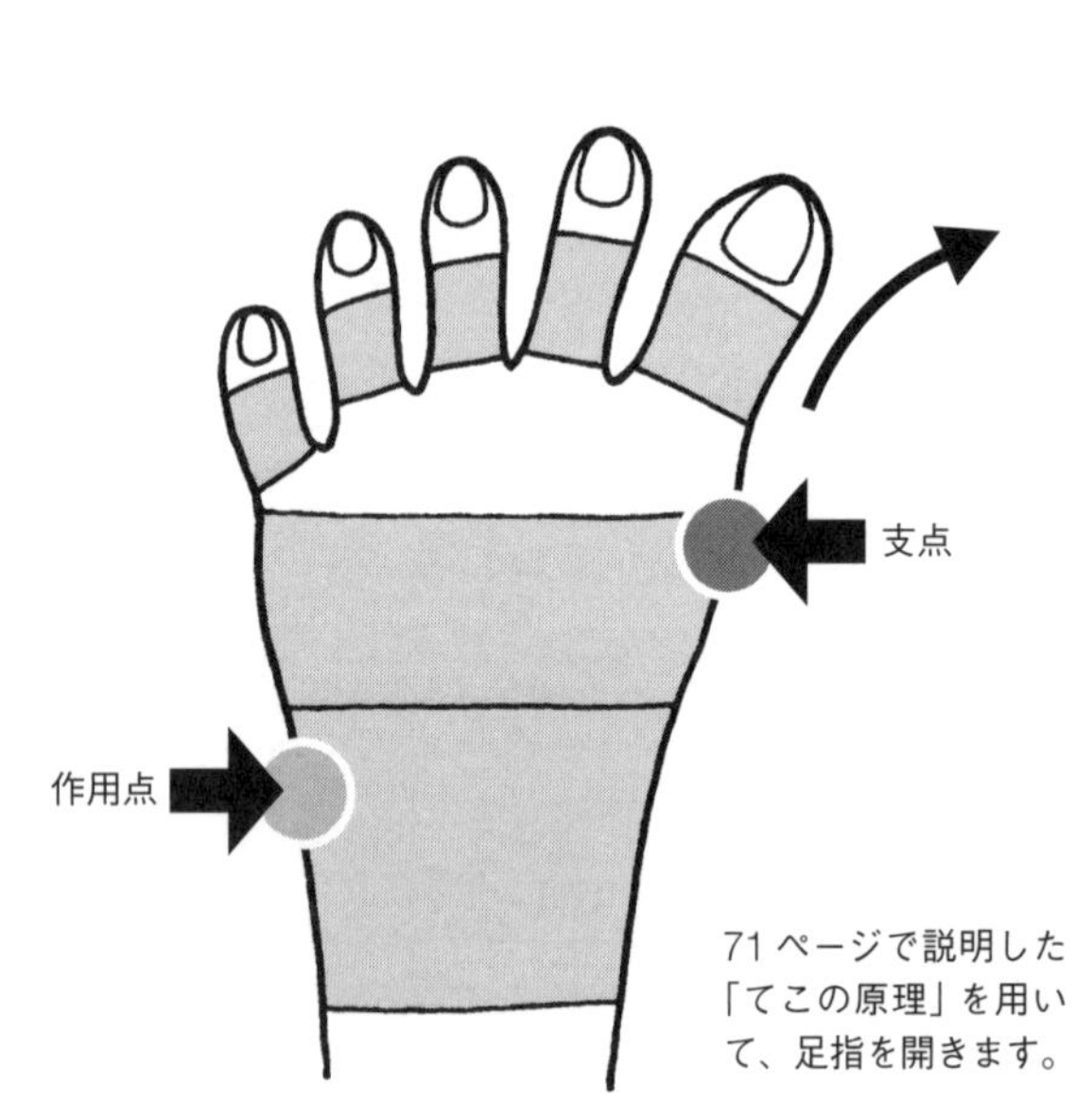

71ページで説明した「てこの原理」を用いて、足指を開きます。

うまく機能しないと、そのバランスが崩れて、外反母趾を招いてしまいます。

この崩れたバランスを整えるのが、ここで紹介する基本の形「中足テーピング」です。

「中足テーピング」は、本書で掲げている「テープ1本」でできる代表的なものです。テープを用意すれば、どなたでもすぐにできますので、セルフケアテーピングの基本としてぜひ日常生活に取り入れてください。

ほかの応用テーピングの選択はどれにすればいいか迷うかもしれませんが、こちらは迷わず毎回ケアに取り入れ、しかも両足に行っていただきたいです。

手順①

床に腰を下ろしたり、低い椅子などに座ったりした姿勢で、テーピングするほうの足（イラストでは左足）のひざを立てます。テープの粘着面を上にして、両手でテープの端を引っぱります。

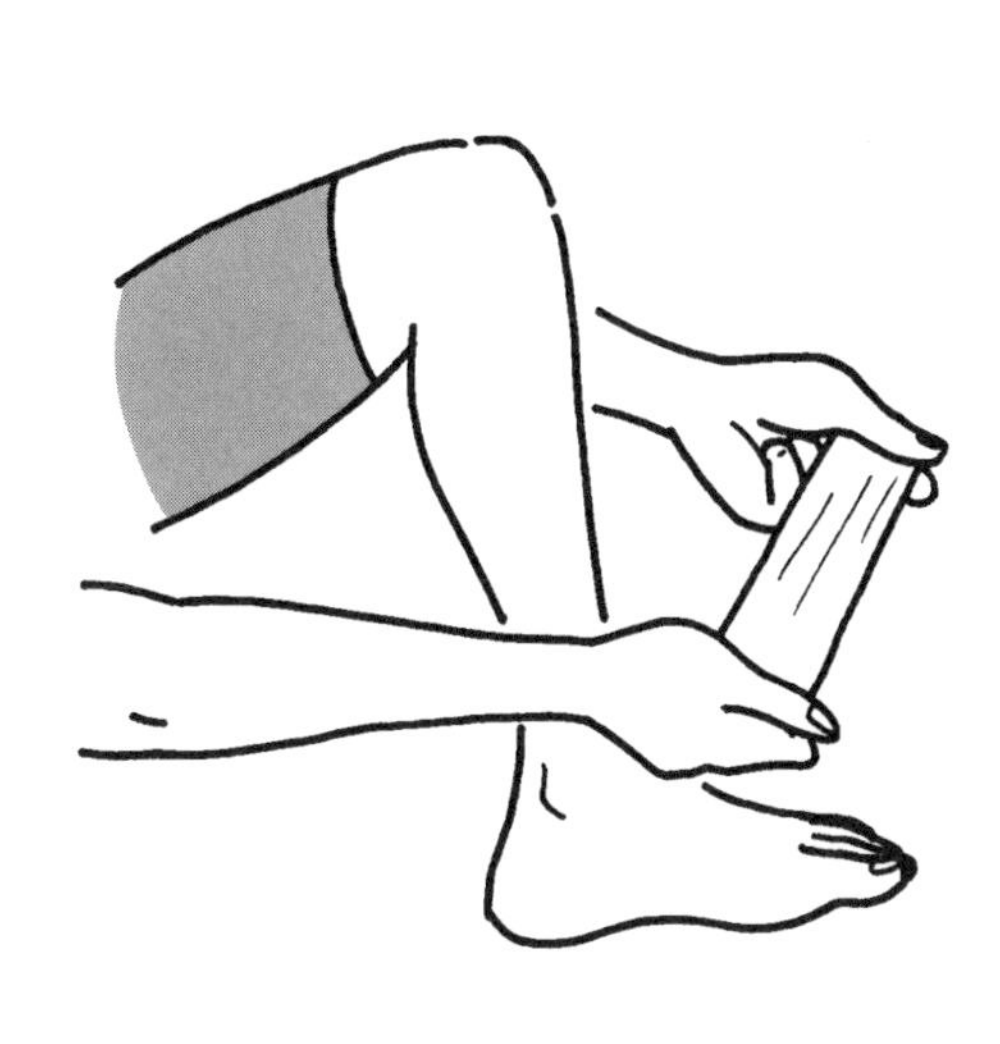

手順②

テープを引っぱりながら、足先を上げてテープの中央を足の裏に当てます。

テープの位置は、テープの上辺が母指球の下部に当たるようにしてください。

母指球とは

親指を動かすための筋が集まる付け根の丸い膨らみを「母指球」と呼びます。

手順③

そのまま足先を下ろして、テープを踏むような状態にします。足の力は抜いてリラックスしてください。

足裏でテープを踏んだら、一度、テープから手を離します。

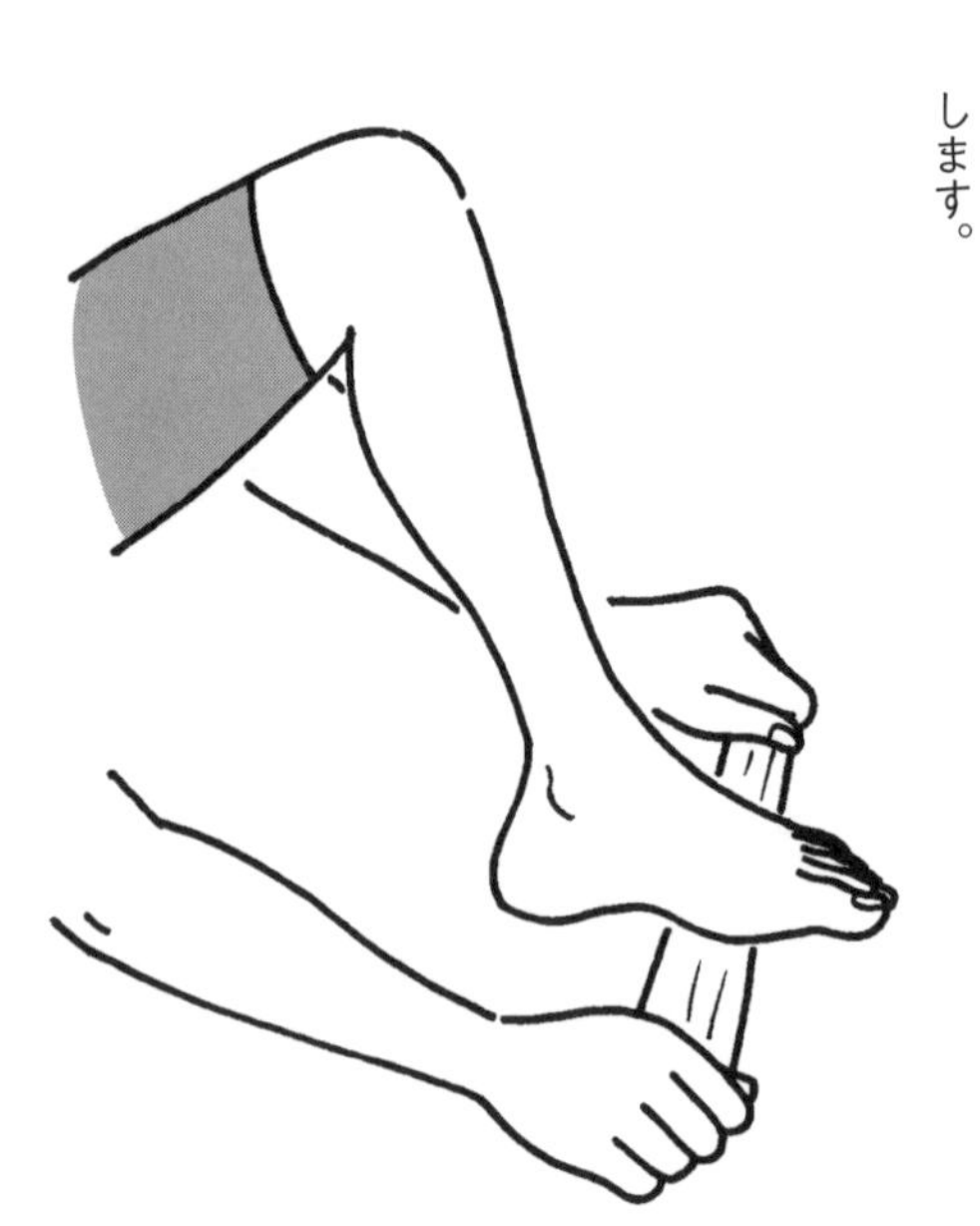

手順④

足裏のテープを左右に引っぱりながら、足の甲にテープの端を持ってきます。

足のサイドまでは引っぱりますが、足の甲の部分に貼るときは、あまり引っぱらずにテープを甲の上にきれいに貼るようにします。

力を入れすぎて足の甲をぎゅっと締めつけすぎないように注意してください。

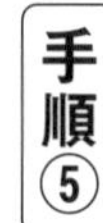

手順⑤

そのまま、テープの両端を重ね合わせます。その際、上辺と下辺をピッタリ揃えるようにしてください。

仕上がりの見た目がきれいなだけでなく、テープの端がめくれにくくなり、はがれるのを防ぎます。

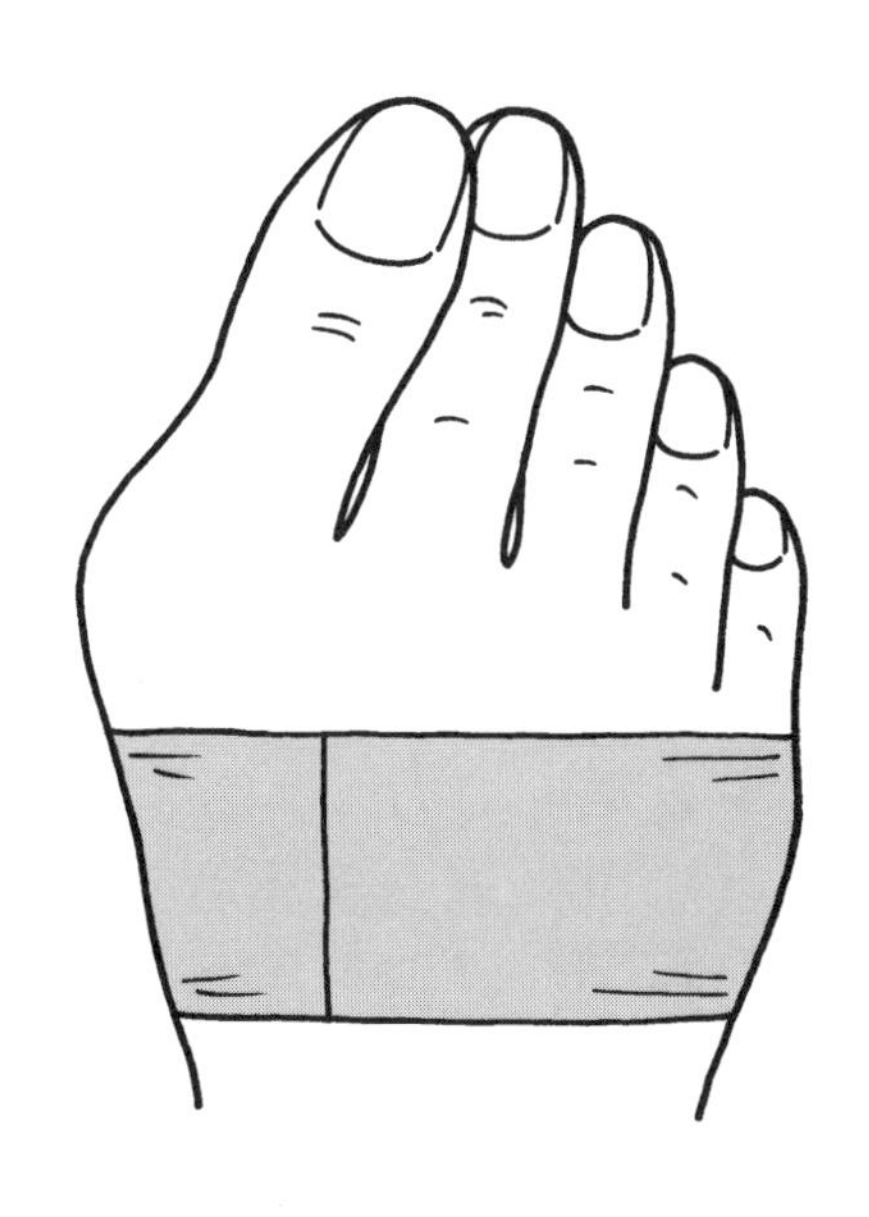

横アーチの効果アップ「二重巻き」

準備するもの（片足分の材料）
5㎝幅のキネシオロジーテープ
約24㎝×2本

過重になっている体重を分散させて横アーチをしっかりカバー

「中足テーピング」を施した足で歩かれた感触はいかがでしたか？　足にかかる負担がへって、歩くのが軽やかに感じられたのではないでしょうか。足裏のアーチが作られたことによって、足裏の疲労が軽減されたはずです。

でも、もし十分な効果を感じられずに物足りない場合は、「二重巻き」で強化してみてください。

足裏のアーチが崩れて疲労を感じる原

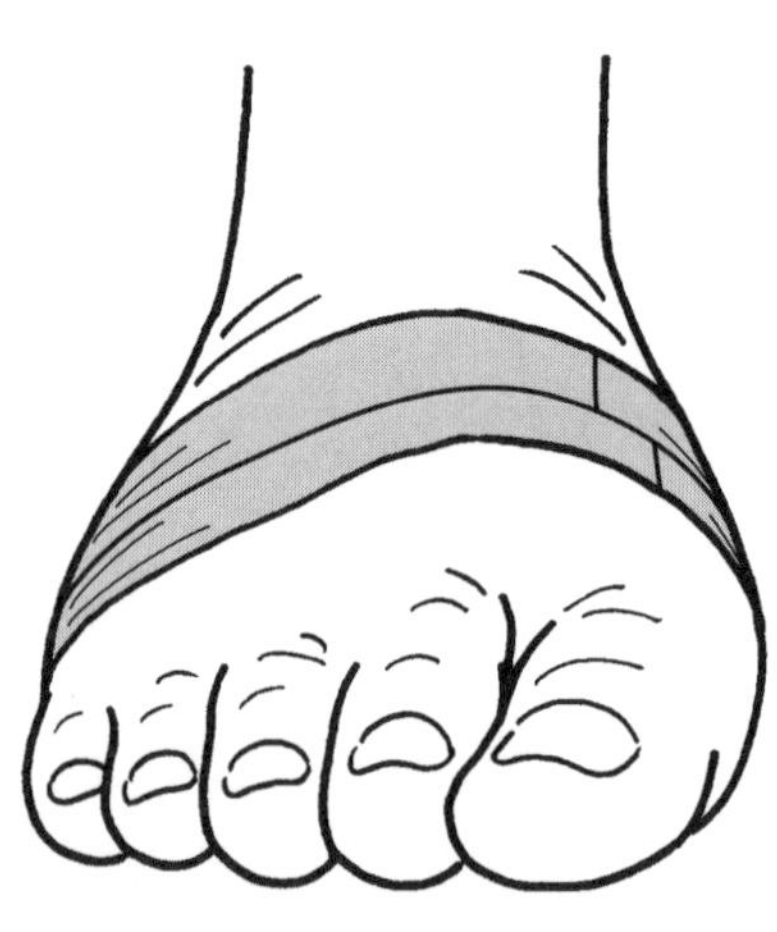

二重テープにして、広がっていた横アーチをよりしっかりと作ります。

因の一つに、過剰な体重負荷があります。

特に、肥満ということでなくても、足の支える力が弱ければ、その人の足にとって、体重は負担が大きい過重になります。

そこで、もう1枚テーピングすることで、その過重を分散させるのです。

先ほどの「中足テーピング」で巻いたテープに対して、指1本分ほど下げた位置に同じ要領でテープを巻きます。

1枚目に対して平行に巻くように心がけますが、土踏まず側よりも外側が下がっても構いません。

二重巻きで中足部を締めるサポート力が増して、よりしっかりとしたアーチを感じられるはずです。

手順

すでに巻いた「横アーチ」テープの、指1本分ほど後方（かかと側）に2枚目のテープを貼ります。1枚目と同様に、足の甲にテープの端を引っぱってきて、そのまま甲の上にそっと重ねて貼ります。

1枚目と同じく、テープはシワがよらないように平行に巻き、両端はきれいに貼り合わせてください。

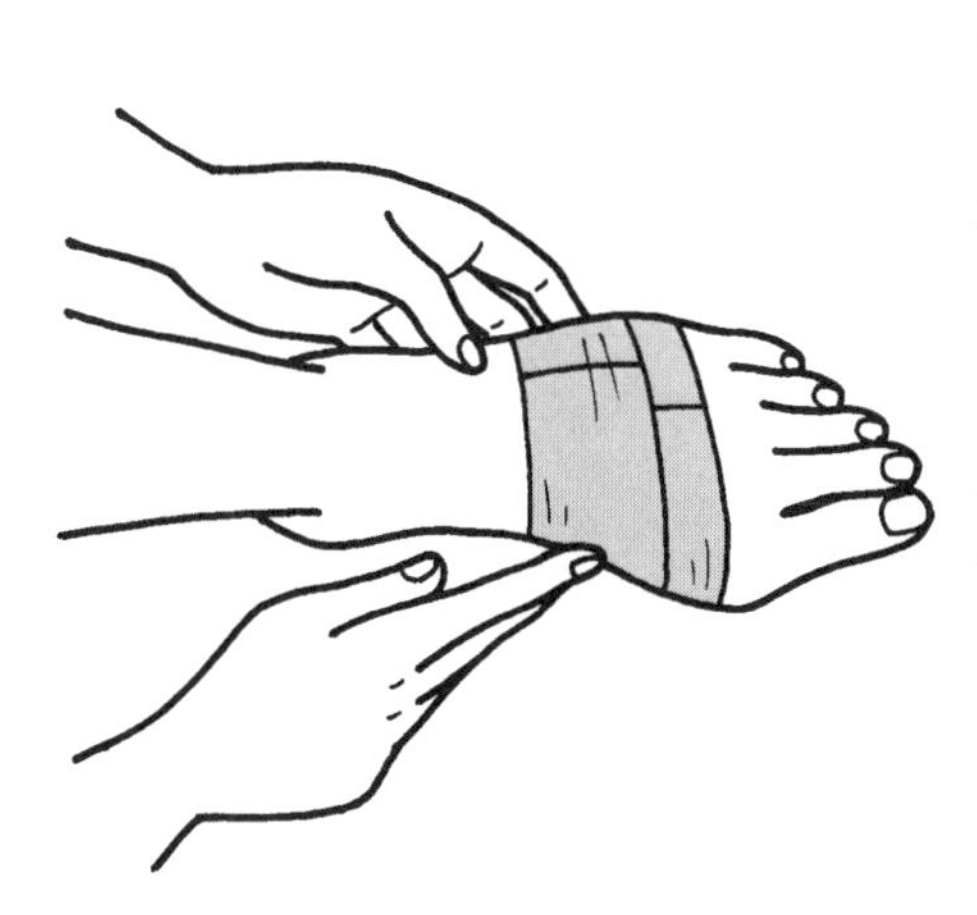

テーピング① 親指テーピング

準備するもの（片足分の材料）
2・5㎝幅のキネシオロジーテープ
約15㎝×1本

外反母趾に欠かせない親指の補整

親指の第1関節をテーピングすることで、指を伸ばします。このテーピングは、縮んで屈んでいる親指を伸ばして開いて、その機能を回復するサポートをします。

このテーピングは、地面から浮いている親指が伸びることで、正しく着地できるようにすることが目的です。基本の「中足テーピング」と組み合わせることで、横アーチが作られやすくなります。

ときどき、「早く効果を出したい」と焦って、外反母趾とは逆の方向、「くの字」に曲がっている親指を外側に引っぱって固定したほうがいいのではないか？　と自己流のテーピングをしてしまう人がいます。しかし、これは絶対にやめてください。テーピングで指を無理に引っぱると、親指に余計な痛みが出る可能性があります。

親指の付け根の骨が出ているのは確かに気になりますが、靴に当たって痛いということでなければ、見た目より機能重視でまずは手順通りにテーピングしてみてください。

手順①

親指の側面にテープの端を当てます。テープの上辺が爪の生え際の直下にくるイメージで、第1関節を覆うようにテープを貼りましょう。コツは、親指の第1関節あたりを押さえながら、親指と人差し指の間にまずテープをさっと通して、そのあと、ゆっくり巻くことです。テープにシワがよりづらくなり、きれいに巻けるはずです。

手順②

テープを一周させて、親指の外側からテープの端を甲のあたりに届くよう、斜めに貼りつけて完成です。このとき、親指を無理に外側に引っぱりすぎないよう注意しましょう。また、力を入れて締め付けすぎないようにしてください。圧迫が強すぎると血行に影響します。最後は、上から「中足テーピング」をして、指のテープがめくれないようにしつつ、横アーチ補整をしましょう。

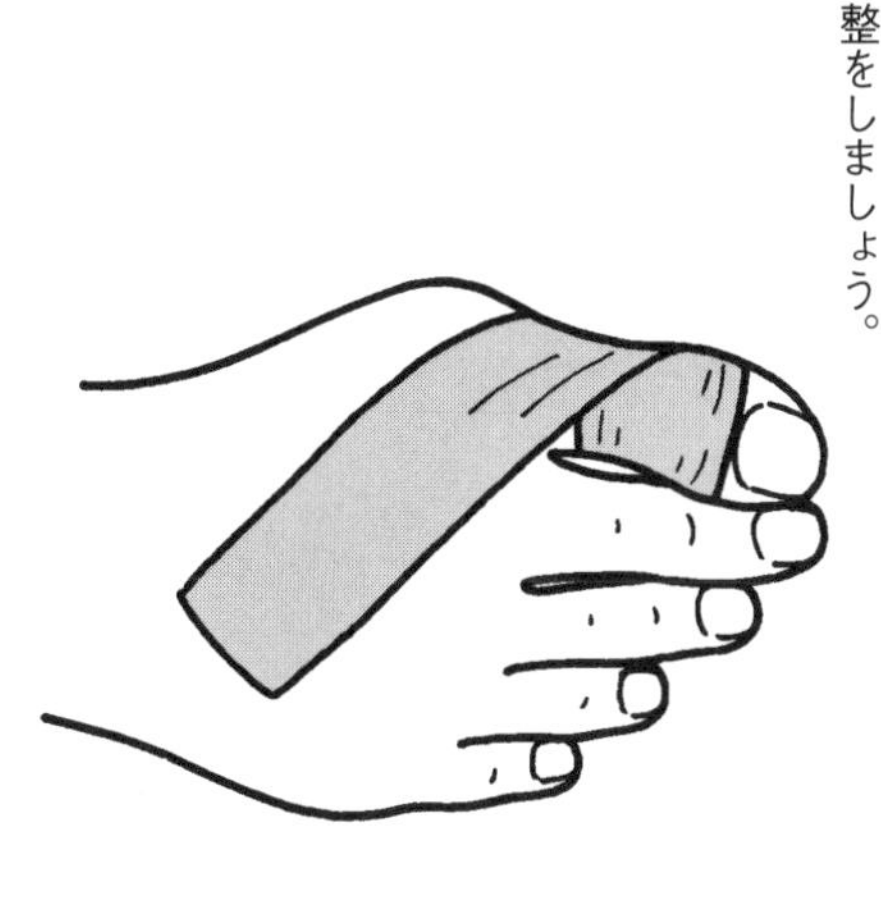

テーピング② 小指テーピング

男性にも多い内反小趾の痛みを吹き飛ばす

小指の症状は、親指に比べて軽視されやすいですが、内反小趾をほうっておくと、バランスを崩しやすく転倒のリスクが高まったり、モートン病（51ページ参照）を発症して指の間にしびれや痛み、焼けつくような感じなどの神経症状が出ます。

内反小趾で悩む方には、ぜひ試してもらいたいテーピングです。縮こまっていたり、ねじれたりしている小指が、「中足テーピング」と組み合わせることで自然に広がって、地面に着くようになります。小さくなったり、丸まったりしている爪の変形も正常になっていく可能性があります。

準備するもの（片足分の材料）
2.5㎝幅のキネシオロジーテープ
約11㎝×1本

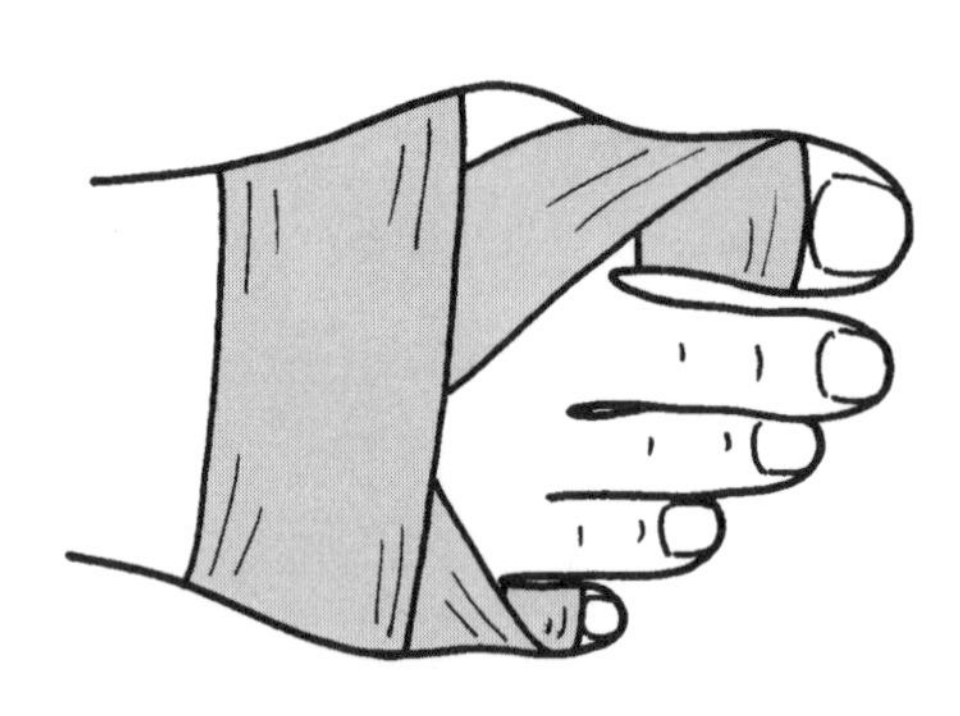

中足テーピング＋①親指＋②小指を組み合わせたテーピング。

手順①

小指の側面にテープの端を当て、そのままぐるりと小指を一巻きします。テープを小指に沿って内側にゆっくりと巻くのですが、巻いているときは、小指の第1関節に手を添えながら、小指を正しい位置に保つようにするのがポイントです。

手順②

同じように二巻きしたら、小指の外側から、爪の生え際直下を通って、甲のほうに向かって少し斜め下に向けて、テープを貼ります。最後は、上から「中足テーピング」のテーピングをして、指のテープがめくれないようにしましょう。

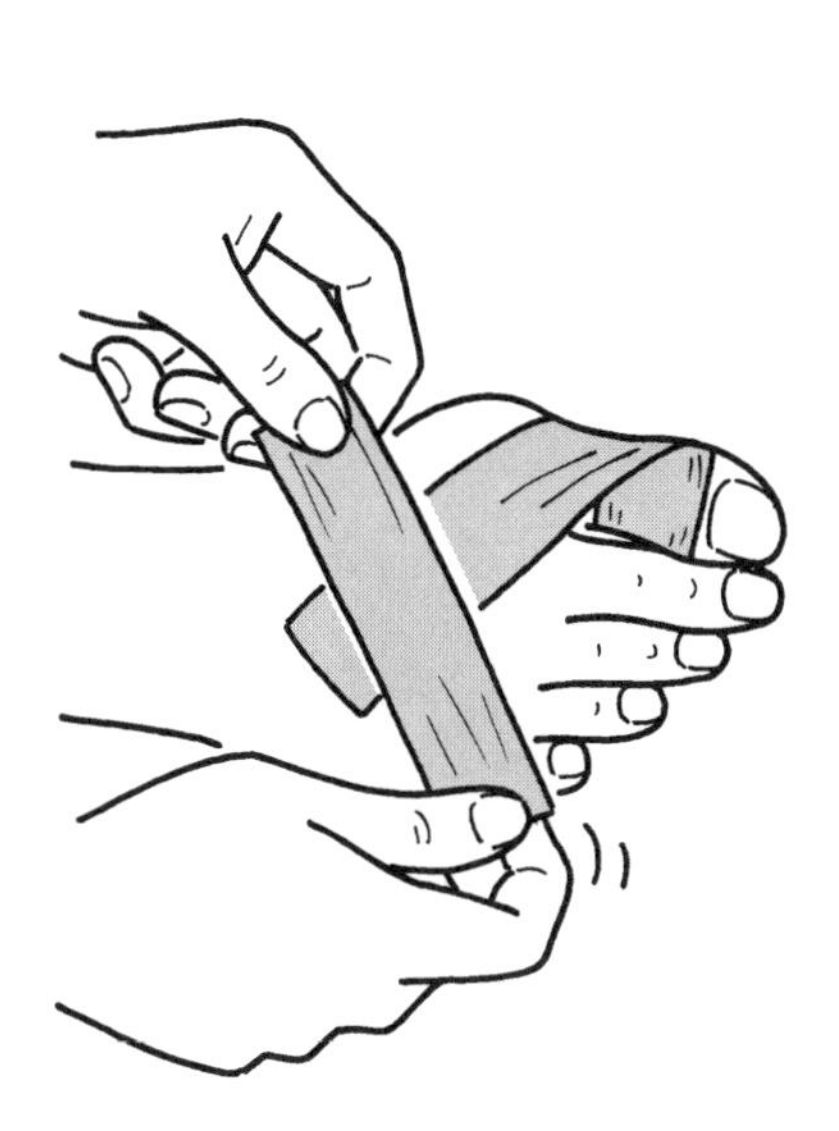

テーピング③ 足裏テーピング

準備するもの（片足分の材料）
5㎝幅のキネシオロジーテープ
約15㎝×2本、25㎝×2本

足裏へのアプローチで足全体が整うのを実感できる

足裏にかかとの外側から親指の付け根までテーピングすることで、足底腱膜の伸張ストレスを軽減させます。足底腱膜炎の症状改善にお勧めです。

足底腱膜は、かかとの骨の下側と指の付け根をつなぎ、歩いたり走ったりする際に、バネのような役目を果たします。足底腱膜が炎症を起こしていると、かかとや足底が地面に着いた際、伸ばされて痛みを感じます。

特に、朝起きて最初に足に体重をかけたときに痛みが出るのが特徴です。

歩いたり、走ったりすると足に荷重されてアーチが潰れるので、その衝撃を吸収する足底腱膜に炎症があると、足の指で蹴り出せない歩き方になってしまいます。

テーピングしたあとに歩いてみてください。適切にテーピングされていると、足の裏が支えられているように実感できるはずです。このテーピングを生かして、足底腱膜への負担をへらしましょう。

手順①

床に座り、テーピングする足（イラストは右足）を立てます。15センチのテープの端をかかとの外側1センチのところに合わせます。初めて足底にテーピングする人は、鏡で足の裏を確認するとやりやすいでしょう。

手順②

かかとに貼ったら、足の指を反らせて足底腱膜を伸ばします。そのまま、テープを親指のほうに向かって貼りましょう。ポイントは、かかとから土踏まずに沿って貼るイメージです。シワがよらないようにゆっくり圧をかけて貼ります。

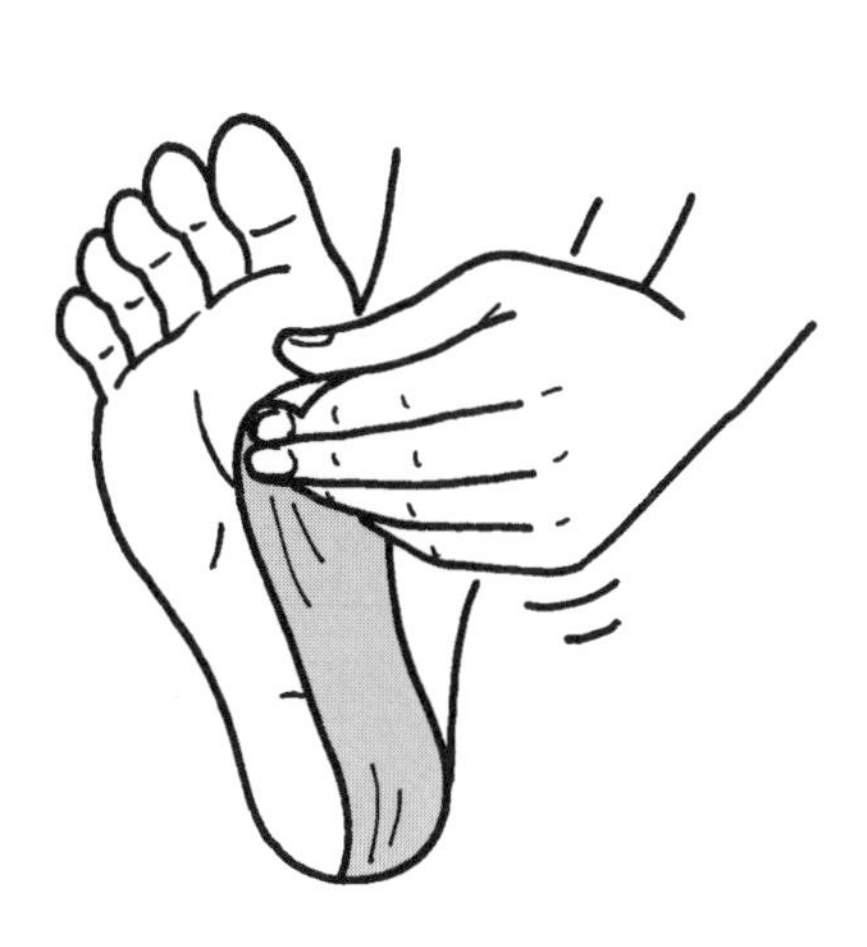

手順③

次は2本目のテープの端を、同じようにかかとの外側1センチほどのところから足裏全体を覆うように貼ります。位置は1本目のテープの隣で、小指のほうに向かって斜め上に貼ります。

手順④

次に、かかとを中心に、足の両サイドに沿って、25センチのテープを貼ります。これは、足裏のテープの側面がはがれないように止める目的なので、圧はかけずに、そっと貼るだけです。かかとから親指、小指に向かって貼っていくイメージです。

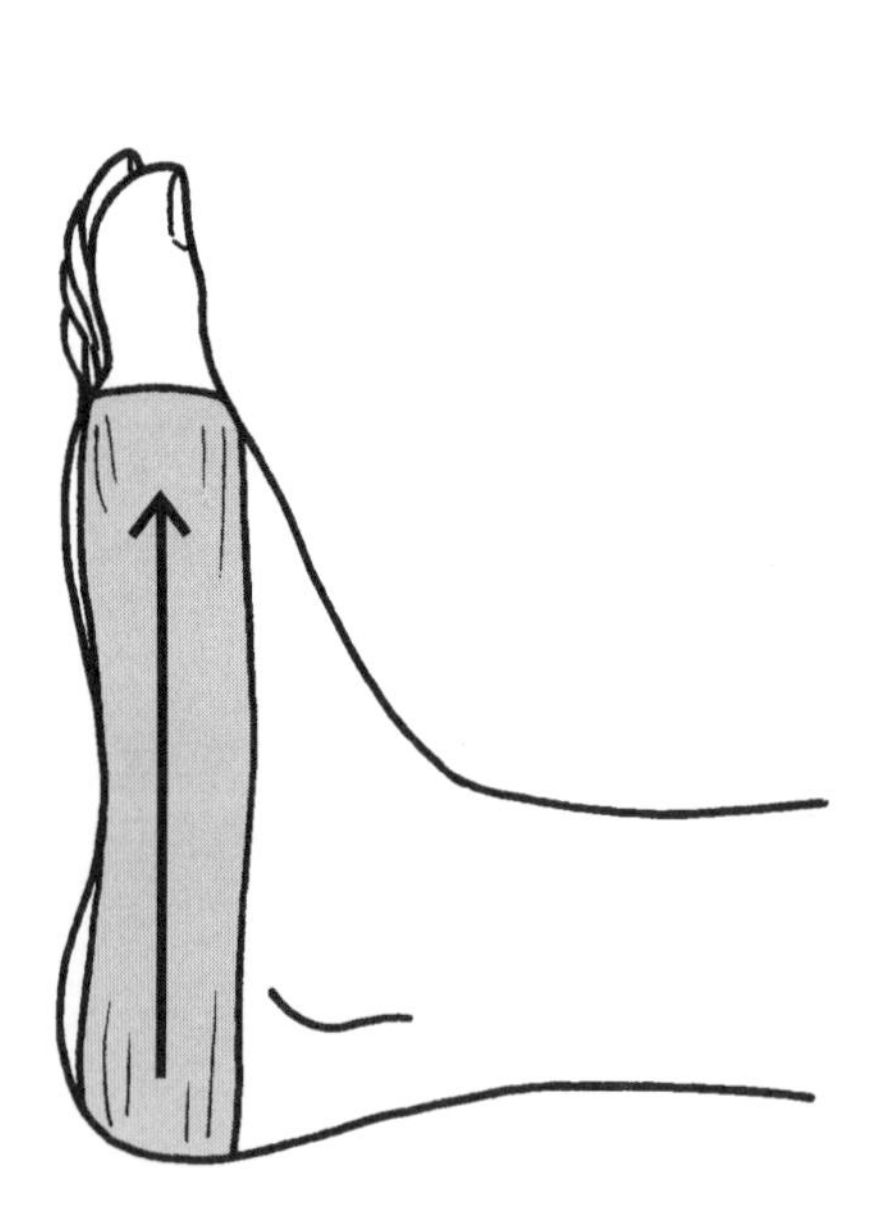

手順⑤

足裏を見ると、2本のテープがVの字に貼られている状態になるはずです。この2本のテープで足裏がすべて覆われている状態を確かめてください。

手順⑥

足裏テーピングのあとに、25センチのテープで必ず「中足テーピング」を行いましょう。中足部を締める効果はもちろん、足底腱膜がサポートされます。加えて、足裏のテープがはがれるのを防ぐ目的もあります。

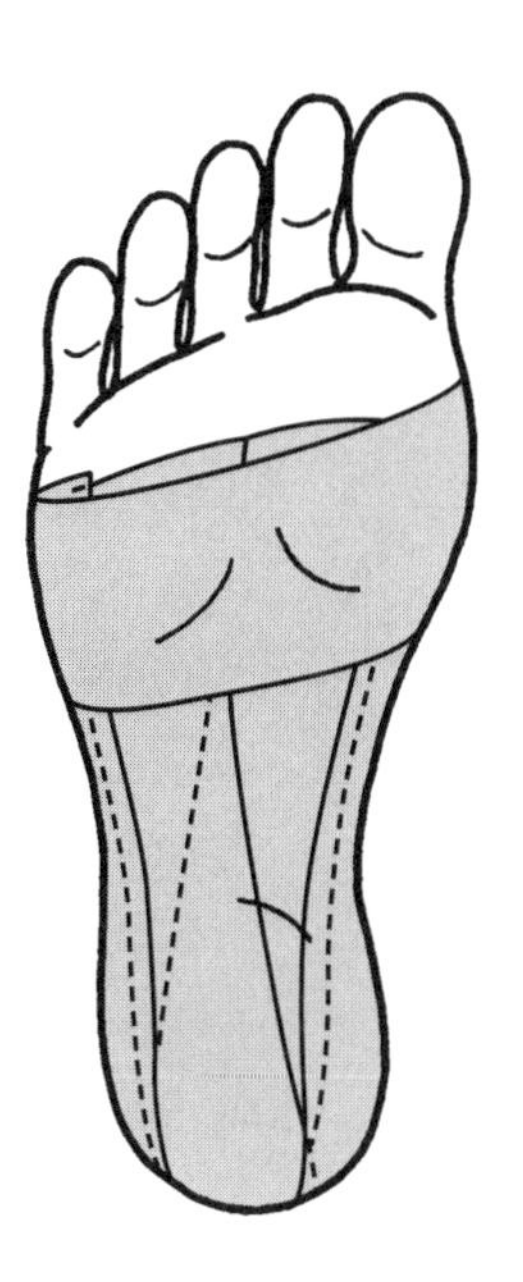

テーピング④ かかとテーピング

準備するもの（片足分の材料）……5㎝幅のキネシオロジーテープ 約15㎝×2本

正しい歩き方を大きく損なうかかとの痛み

外反母趾の痛みに伴って、かかとの痛みやアキレス腱の付着部（アキレス腱がかかとの骨の後ろに付着している部分）に違和感を持つ方がいます。このテーピングは、そうした方にお勧めです。

かかとには、歩いたり着地したりしたときに起きる衝撃を吸収する脂肪組織がありま す。脂肪といっても、肥満とは関係ありません。いい働きをする脂肪です。かかとにかかる圧力を軽減してくれるのです。

衝撃を吸収するのですから、ある程度のクッション性が求められるのですが、足をあまり使わないと血行不良となり、かかとの脂肪も筋肉も硬くなってしまいます。そうすると、かかとが受ける衝撃がダイレクトに強まり、炎症を起こして痛みの原因になってしまいます。

かかとが正しい形で作用することは非常に大切なのです。歩くときの蹴り出す力が安定したものになるからです。

しかし、かかとに炎症があったり、踵骨棘（しょうこつきょく）という余分な骨が形成されていると、歩くときの衝撃が強かったり、正しい歩き方ができなくなって、足腰に負担がかかります。歩くのが疲れやすくもなってしまいます。

このテーピングは、そうしたマイナス面をしっかりカバーしてくれます。

2本のテープで、かかとの側面と底面が覆われた状態になり、歩いてみると、足の運びが軽く感じられると思います。かかとに加えて、くるぶしの下までテーピングされていることによって、かかと部分のホールド感を得られるからです。

手順①

床や椅子に座り、ひざを持ち上げて、かかとを引き寄せます。このとき、指先を上げて、足首を直角に保つとテーピングしやすいです。その状態で、テープとかかとの真ん中を合わせて、靴下を履く要領で足のカーブに沿ってテープを貼っていきます。

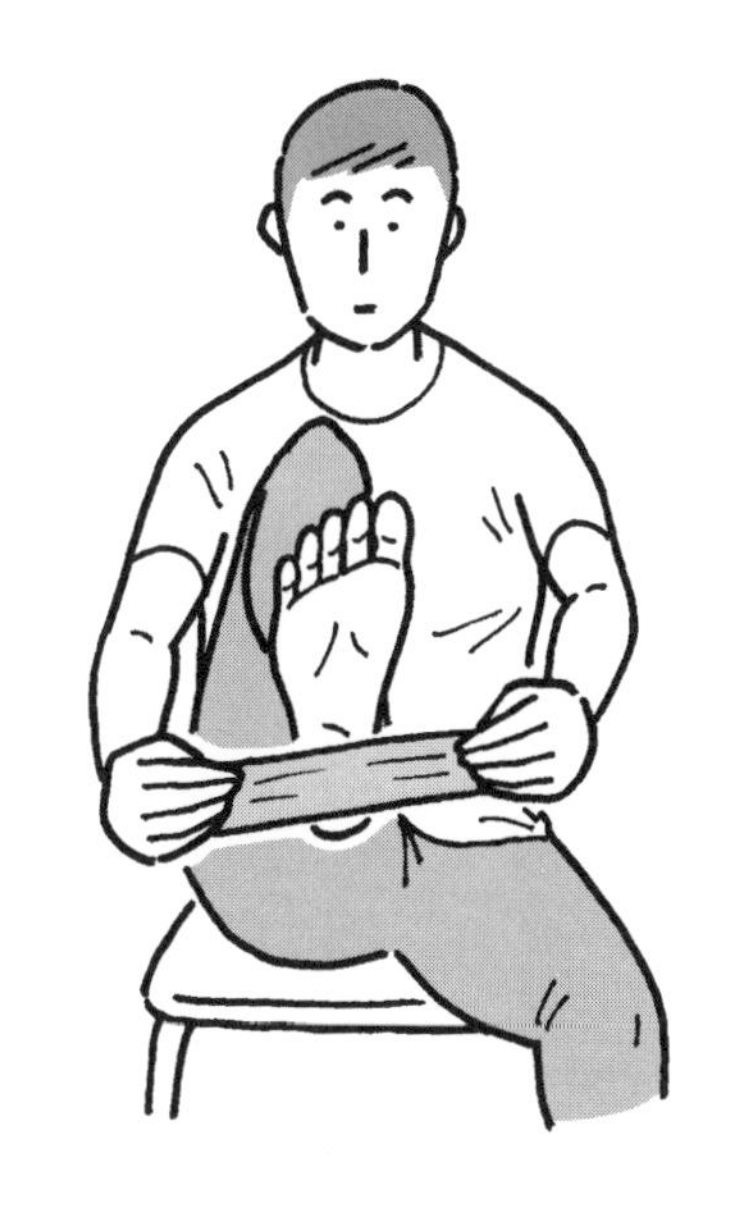

手順②

1本目は、内側と外側のくるぶしの下あたりから、かかとを覆うようにテープが貼られている状態です。

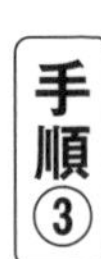

2本目は、テープとかかとの後ろの真ん中を合わせて、1枚目のテープの端をカバーするようにUの字に貼ります

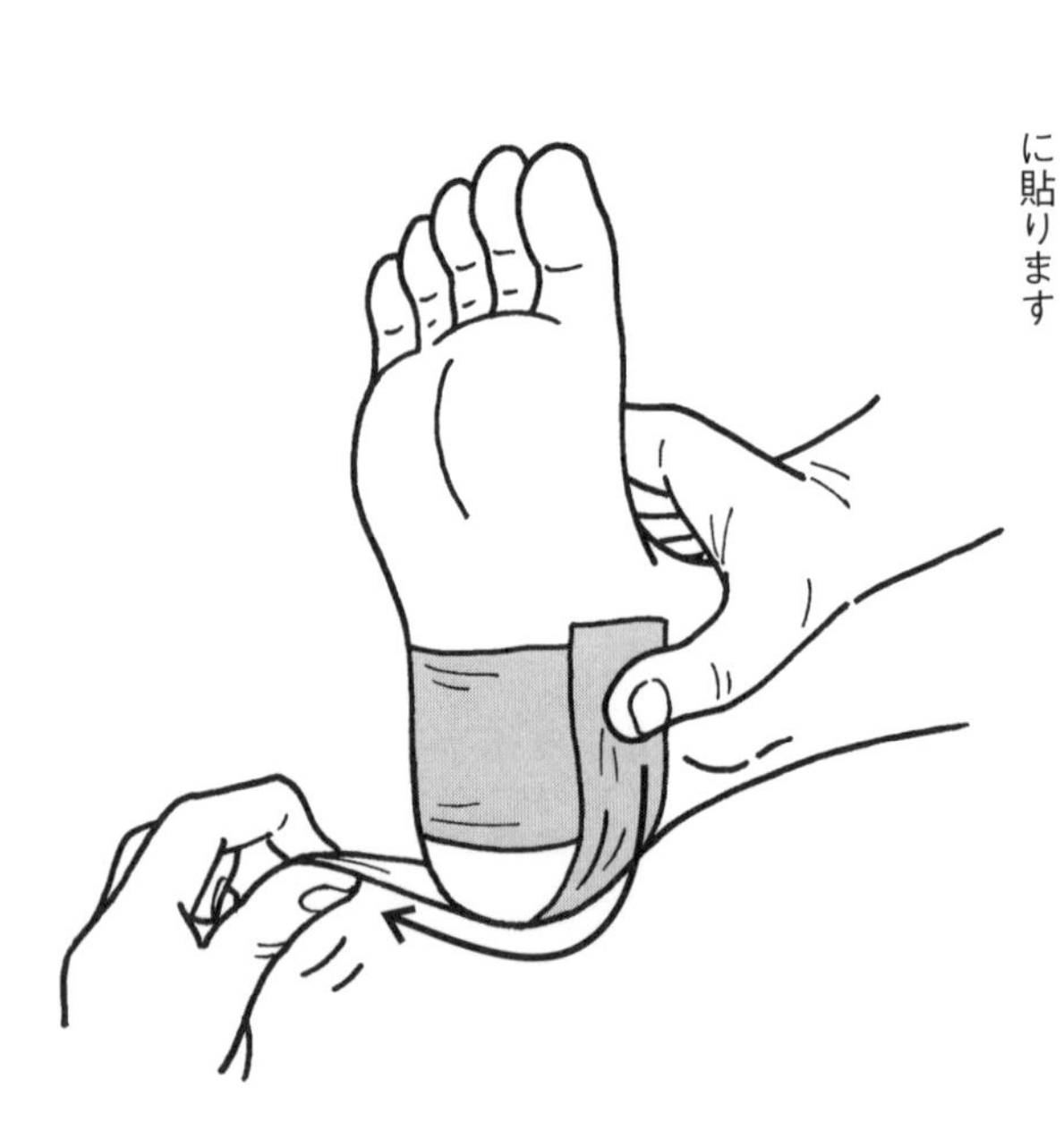

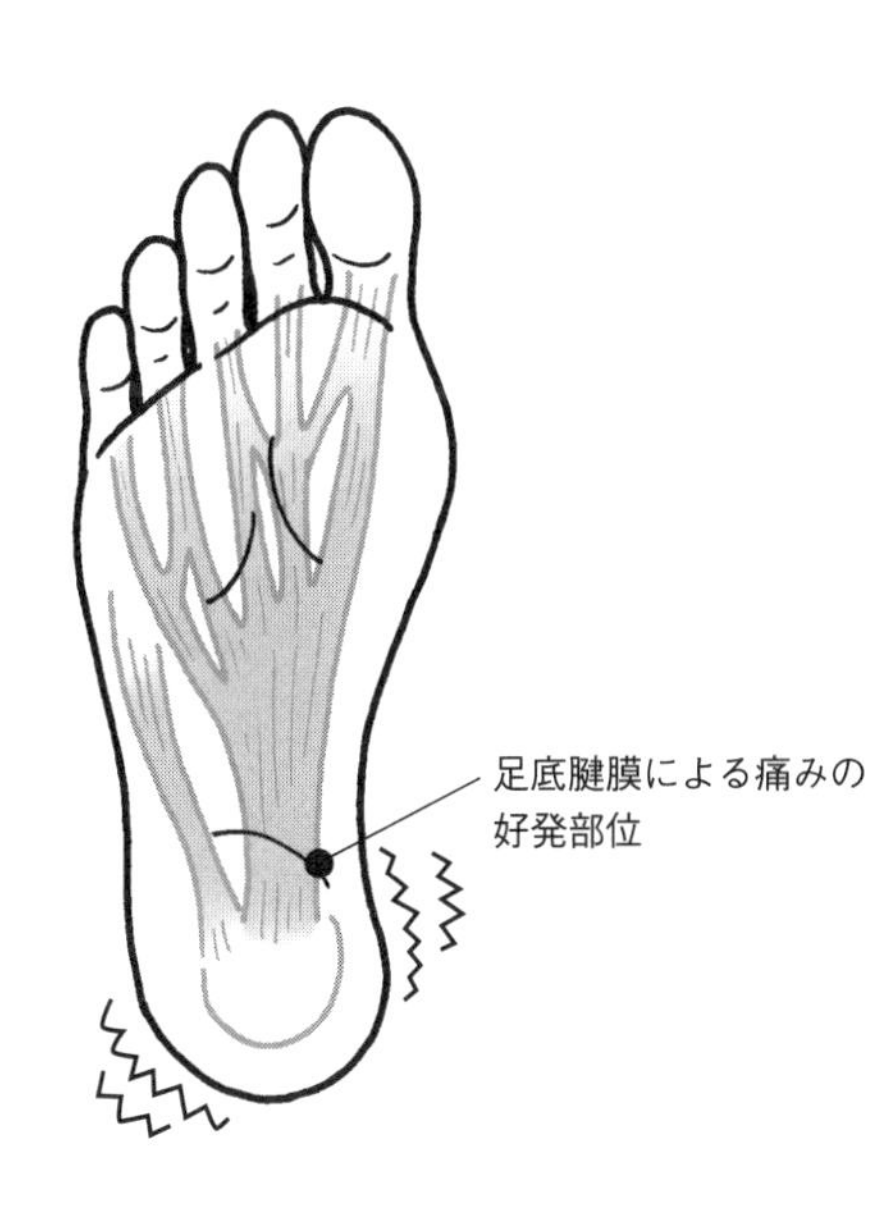

かかとの痛みの正体

足底腱膜の痛みがもっともよく見られるのは、かかとの骨の下側に付着する部分です。足裏の腱が集まるのが、かかとだからです。

そのほかにも、かかとの痛みを誘発する原因があります。

かかとの骨から、余分なとがった骨（骨棘）が増殖した「踵骨棘」が形成される場合です。何でもない場合もありますが、踵骨棘が外部に当たると当然ながら炎症が起きやすくなります。

加齢でかかとの脂肪のかたまりがへって歩くたびにかかとが痛む場合もあります。

テーピング⑤ 足首テーピング

準備するもの（片足分の材料）
5㎝幅のキネシオロジーテープ
約25㎝×2本

足首を補整するとねじれ歩行が改善されて歩行が安定

このテーピングは、足首の内反・外反を抑制し、足首を安定させることと、正しい歩行を取り戻すのが、主な目的となります。

足や足の指がしっかり使えていないと、足首をねじるような「ねじれ歩行」となります。体のゆがみを引き起こす原因になるばかりか、足関節の捻挫を起こしやすくなるため、加齢で骨がもろくなったり、体重が増加している場合は、注意が必要です。

また、足首が内返しの状態になっていると、足首の捻挫をしやすくなったり、外側の靭帯（じんたい）や筋肉を伸ばして痛めやすくなります。心当たりのある人はいらっしゃるでしょう。

具体的には、くるぶしの内外をU字型のテーピングで固定し、加えて、それを足首のテーピングでとめることによって、しっかりと安定させます。「中足テーピング」と組み合わせることで、足指を使ってまっすぐ蹴り出せる歩き方になるでしょう。

とにかく、足首が弱いと感じる人は、ぜひ取り入れていただきたいテーピングです。

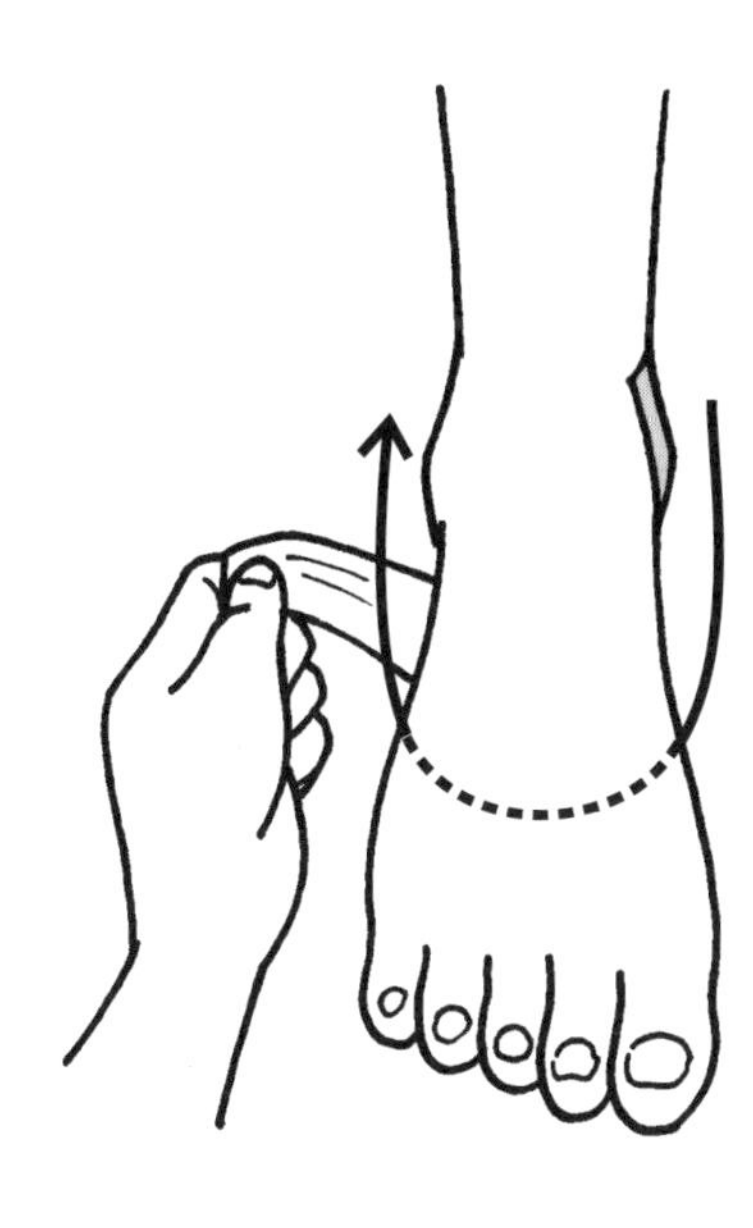

手順①

くるぶしの内側からテープ（25センチ）を貼っていきます。貼り始める位置は、テープの端がくるぶしの上です。テーピングする足を、脚を組むようにして、逆の足のひざの上に乗せるとやりやすいです。

くるぶしの上から、足裏のかかとのほうにテープを少し引っぱりながら足に沿って貼っていき、くるぶしの外側まで、テープを回していきます。このとき、テープは適度に引っぱりながら、シワがよらないように、ゆっくり貼ってください。

手順②

次に足首をとめるテープ（25センチ）を用意します。1本目のテープの端を隠すように、くるぶしの周囲に位置を定めて、足首にぐるりと巻きます。U字型に貼った1本目のテープを、2本目が足首を一周させてとめたような状態になります。

できあがり

かかとテーピングと足首テーピングは、貼る箇所は似ていますがアプローチする部位が異なります。それぞれの方法で正しくテーピングしてください。

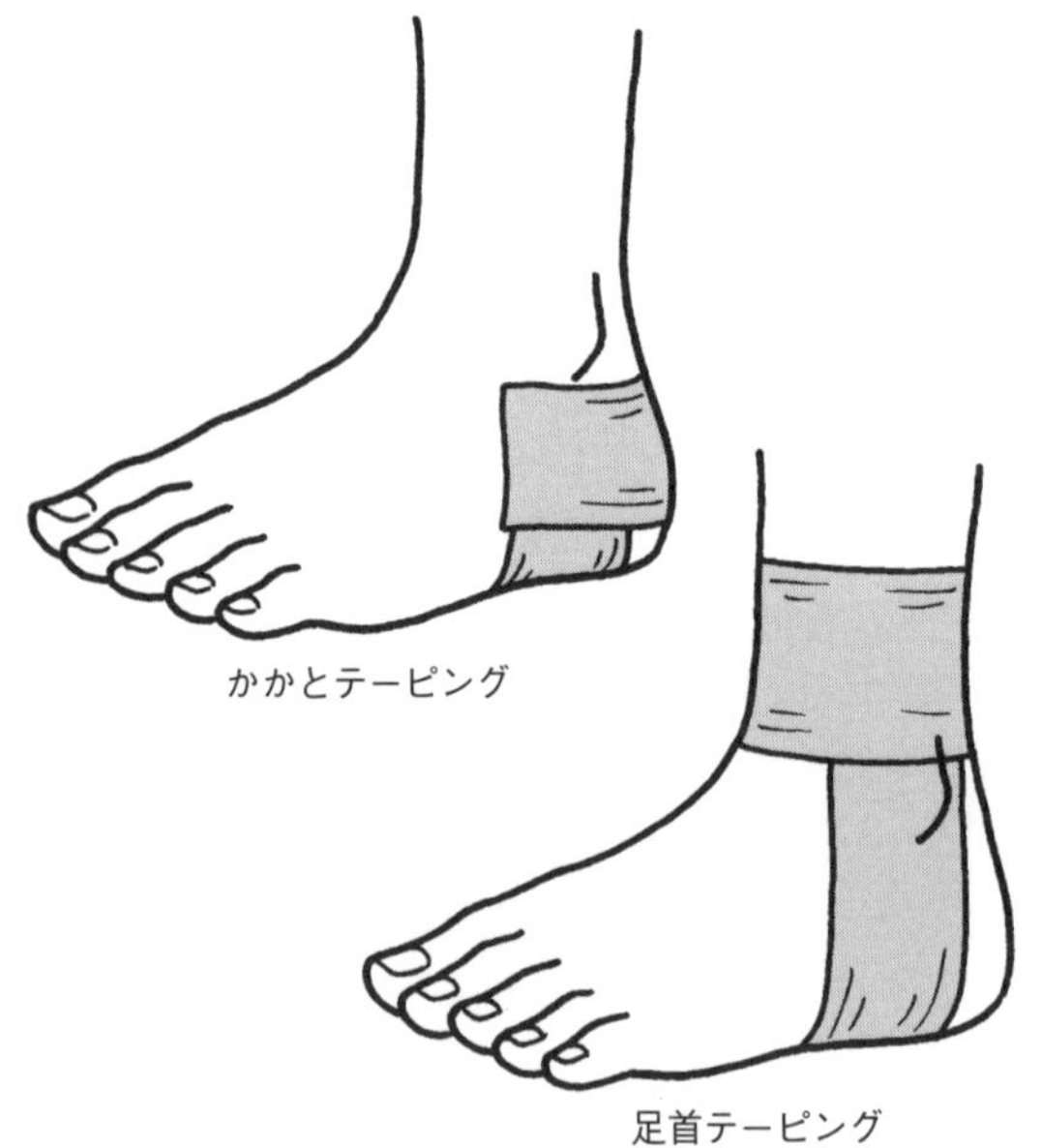

かかとテーピング

足首テーピング

有痛性外脛骨に効く3本目のテーピング

もし足の内側のアーチ部分に痛みがある場合は、有痛性外脛骨に効くオプションのテーピングをお勧めします。

まず、土踏まずの足底の部分に、テープの端を貼ります。反対のテープの端を上にぐっと引き上げながら、痛みのある足の内側のアーチ部の少し膨らんだ部分を覆って、ふくらはぎまでテープを引っぱり上げて貼ります。

これは、外脛骨を引っぱる「後脛骨筋」という筋肉をサポートする効果があり、痛みの軽減を目指せます。足首を安定させる足首テーピングに、テープ1本を加えるだけですので、症状に思い当たる人は、このひと手間を加えてみてください。

準備するもの（片足分の材料）
5㎝幅のキネシオロジーテープ 約25㎝×1本

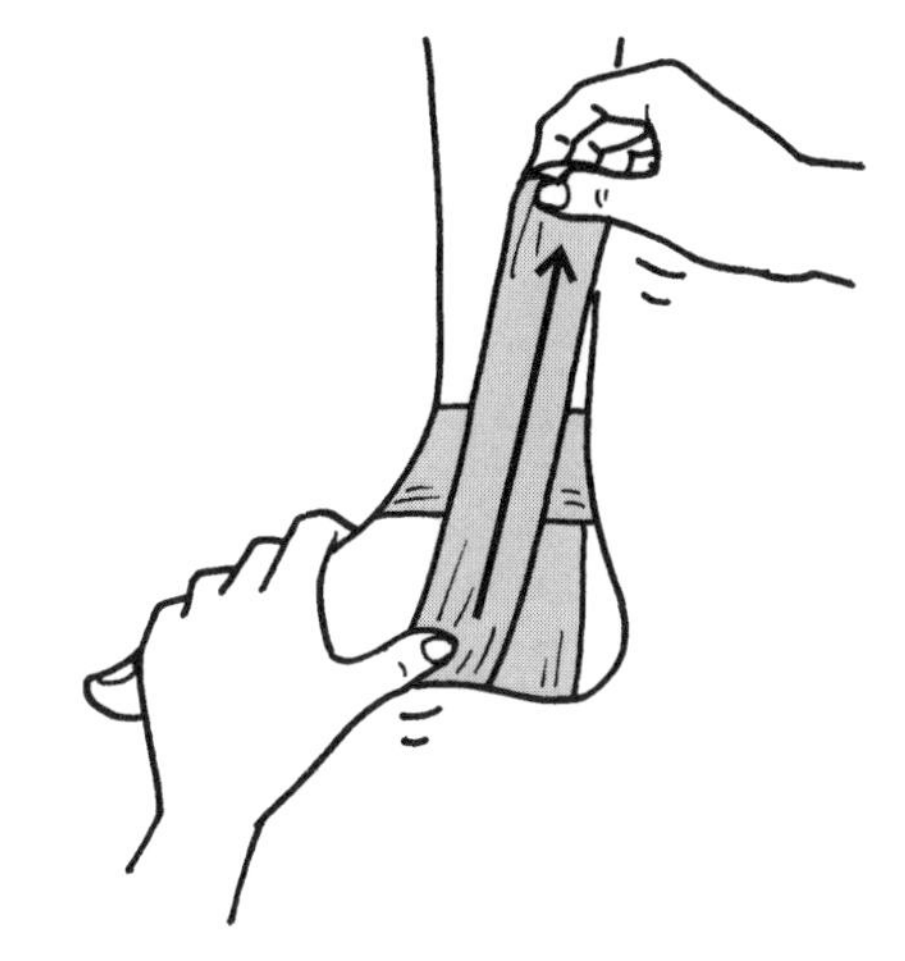

テーピング⑥ 3本指テーピング（人差し指・中指・薬指）

「準備するもの（片足分の材料）……2・5㎝幅のキネシオロジーテープ 約6㎝×3本」

あまり意識していなくても大事な役割の真ん中の3本指

力を入れていなくても、普段から、足指が丸まったり、曲がったりしている「浮き指」や「屈み指」状態があるなら、ぜひ3本指テーピングを取り入れてみてください。

具体的には、人差し指・中指・薬指に、テーピングをします。3本の指を伸ばして、正しく機能させるためには、それぞれの指の第2関節の上に、テープを巻きます。気になる指だけにテーピングしても結構ですが、3本指にテーピングすると、よりしっかりと地面をつかんで歩ける感覚を取り戻せるでしょう。

浮き指は、足指が踏んばれていない状態です。足指が使えていないのですから、バランスよく歩けるはずがありません。歩き方だけでなく、体全体のバランスにも影響します。猫背やストレートネックになったり、ひざや腰、背中の痛みを誘発したりします。

とても簡単なので、全身の健康のために、挑戦してみてください。

手順①

最初は、人差し指からテーピングしていきます。まず、テーピングする第2関節の位置を確認しましょう。手と違って、足の指関節はわかりにくいですが、爪のすぐ下に第1関節があり、指の付け根側の曲げられる部分が第2関節です。

手順②

人差し指と中指の間に、テープの端を通してから、第2関節にテープを巻き付けます。テープは引っぱりすぎずに、関節の真上に1周ぐるりと巻きます。指の間にテープを通すときは、テープが隣の指にくっついたりしてグチャグチャになったり、しわしわになりがちなので、片方の手で巻き終わったテープを押さえながら、テープの端を足指の間にさっと通してから残りを巻くのがコツです。テープは、最後に上下の縁がきちんと合わせるように、平行に巻きましょう。

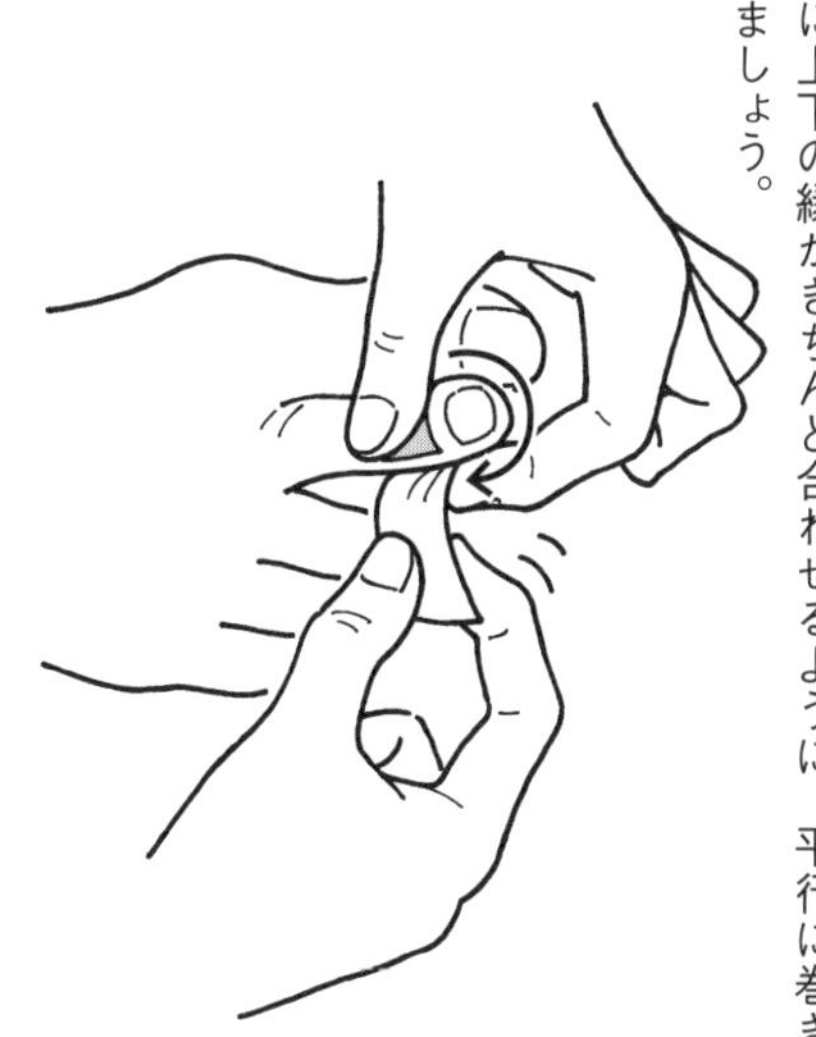

手順③

次は、薬指を巻きます。巻き始める向きは、外巻き、内巻きのどちらでも、巻きやすいほうを選んでください。巻き付ける際の要領は、人差し指と同じです。テープは締め付けすぎないように、ソフトに巻いてください。ぎゅっと巻いて、血行不良にならないように注意してください。

手順④

最後に中指をテーピングします。テーピングの位置も要領も、ほかの指と同じです。３本の指をテーピングし終わったら、一度その場で立ち上がり、きつすぎないか、足指の腹がしっかり地面に着いてる感覚があるかを確かめましょう。テーピング中にはちょうどよいと感じても、立ったときや歩行時の状態によってはゆるめる必要があります。

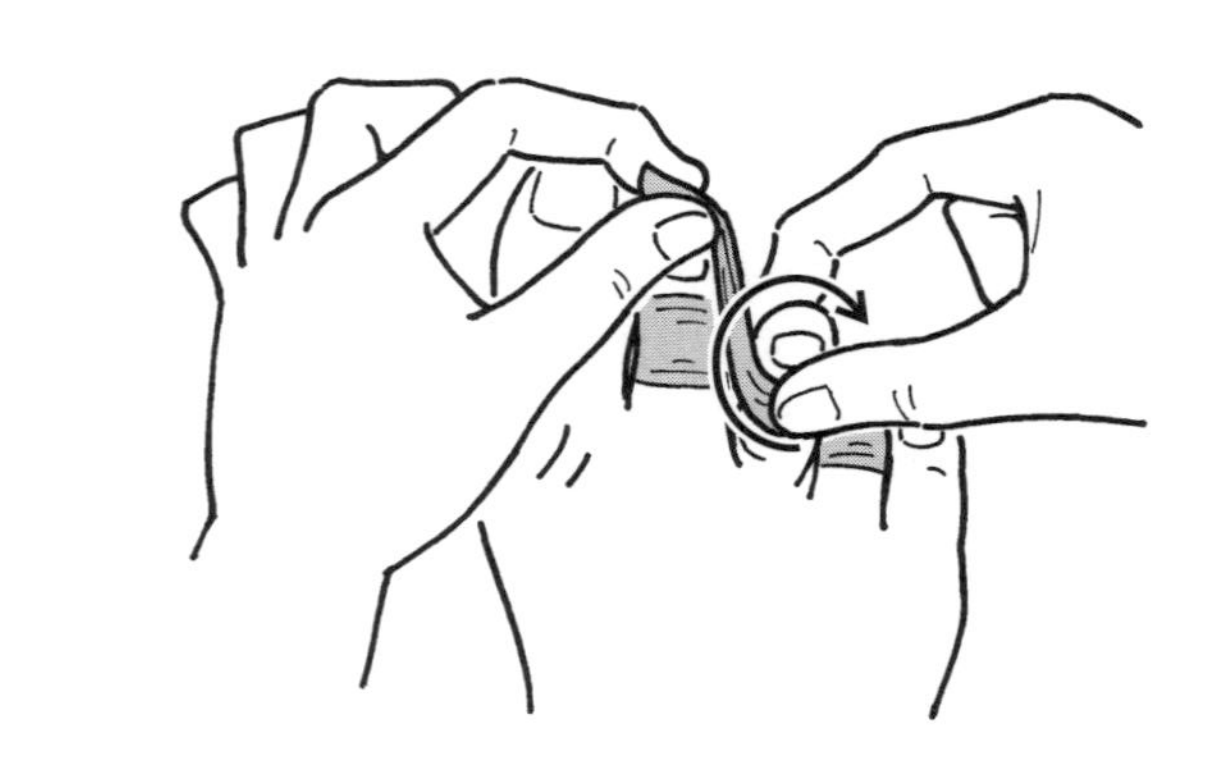

上級編 3本指テーピング

サポート力を高める 切り込み加工に挑戦してみよう

3本指テーピングは、足指の関節を1本のテープでぐるりと巻けばいいだけ、とご紹介しましたが、じつは私自身は、テープに切り込み加工を入れたものを使用しています。そのほうが効果性があるからです。

テープを測ったりカットしたりと準備に少し時間がかかるのですが、その分、いい結果を得られるはずです。しっかり足指をサポートしたい方にぜひ試してみていただきたいです。

準備するもの（片足分の材料）

●二股テープ

まず、5㎝幅のテープを縦に半分にするか、2.5㎝幅のテープを用意します。それから、長さ10㎝にテープをカットして、2.5×10㎝を計3本作ります。これらのテープの縦の中心線に合わせて、8㎝の切れ込みを入れます。これで、二股のテープが3本（3指×片足分）用意できました。

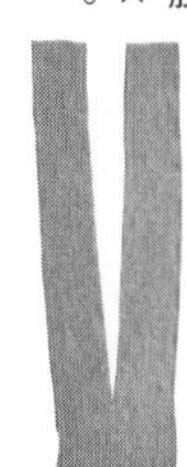

●アンカーテープ

サポートテープを押さえるための台形のテープを1枚用意します。5㎝幅のテープを24㎝にカットし、上辺の両角を軽くカットして、なだらかな台形に仕上げます。台形型にする目的は、中足部を締め付けることなく足裏で貼り重ねて仕上げることです。

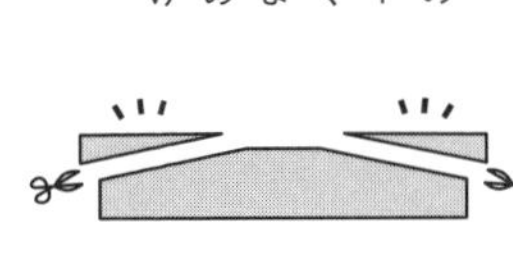

手順①

テーピングする足の、人差し指の付け根の足裏側に、二股テープの端（A部）を貼ります。先割れしたテープの片側は、親指にいったん軽く貼りつけて、逃しておきましょう。

手順②

そして、先割れのもう片方のテープを、親指と人差し指の間に通し、足の甲の側へ持って行きます。

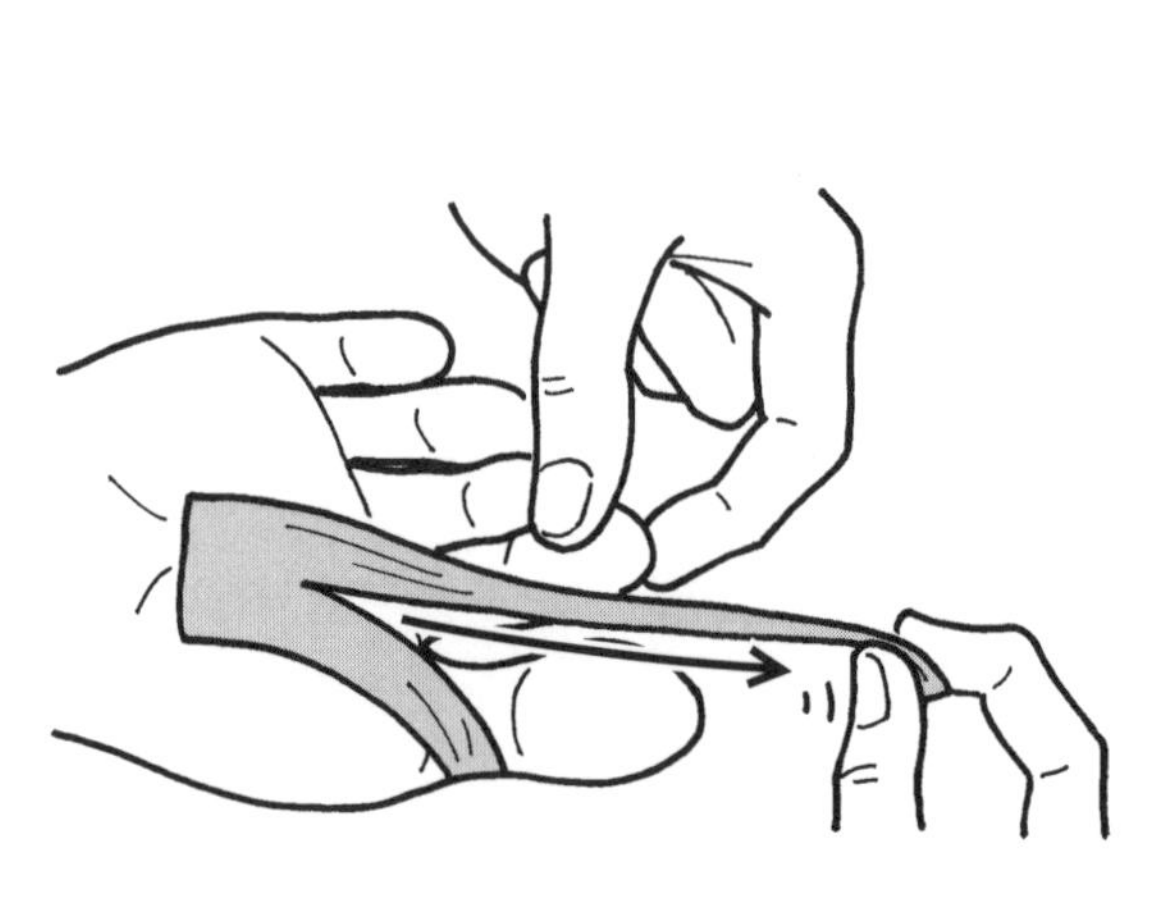

手順③

そのまま、人差し指の第2関節の上にくるっと巻くように貼りつけ、先端を人差し指と中指の間を通して、足裏側へ戻します。この際に、第2関節の部分が斜めになったりせず、水平に貼るように注意しましょう。

手順④

親指に逃がしておいたテープを、人差し指と中指の間に通して、同じように、足の甲側へ持って行きます。

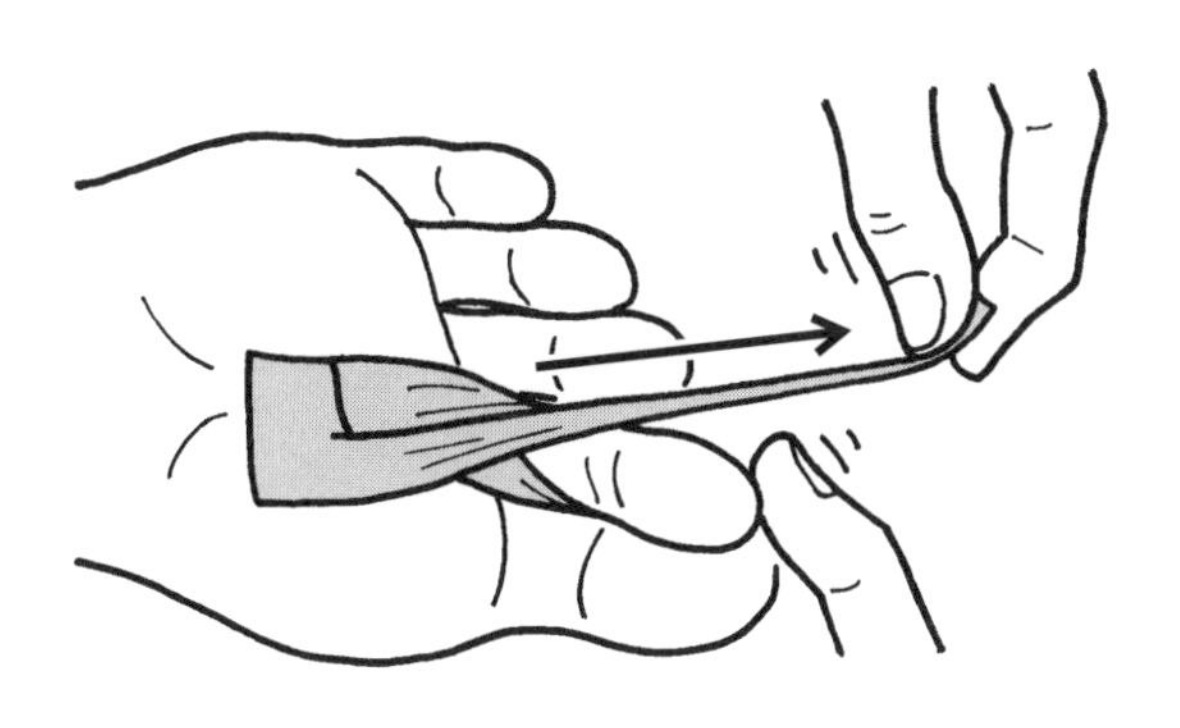

手順⑤

第2関節の上で、先に巻いたテープの上を、さらにくるっと巻くように回して、先端を親指と人差し指の間を通して、足裏側へ戻します。1本目のテープとぴったり重なるように貼りましょう。

手順⑥

先割れのテープの両端とも、足裏側へ戻したあとは、A部に向かってまっすぐ貼り始めのラインに戻ります。同じ要領で、人差し指・薬指・中指の順に切り込みしたテープを貼り付けていきます。Aの位置に戻って、なるべく重ならないような貼り方が理想的です。

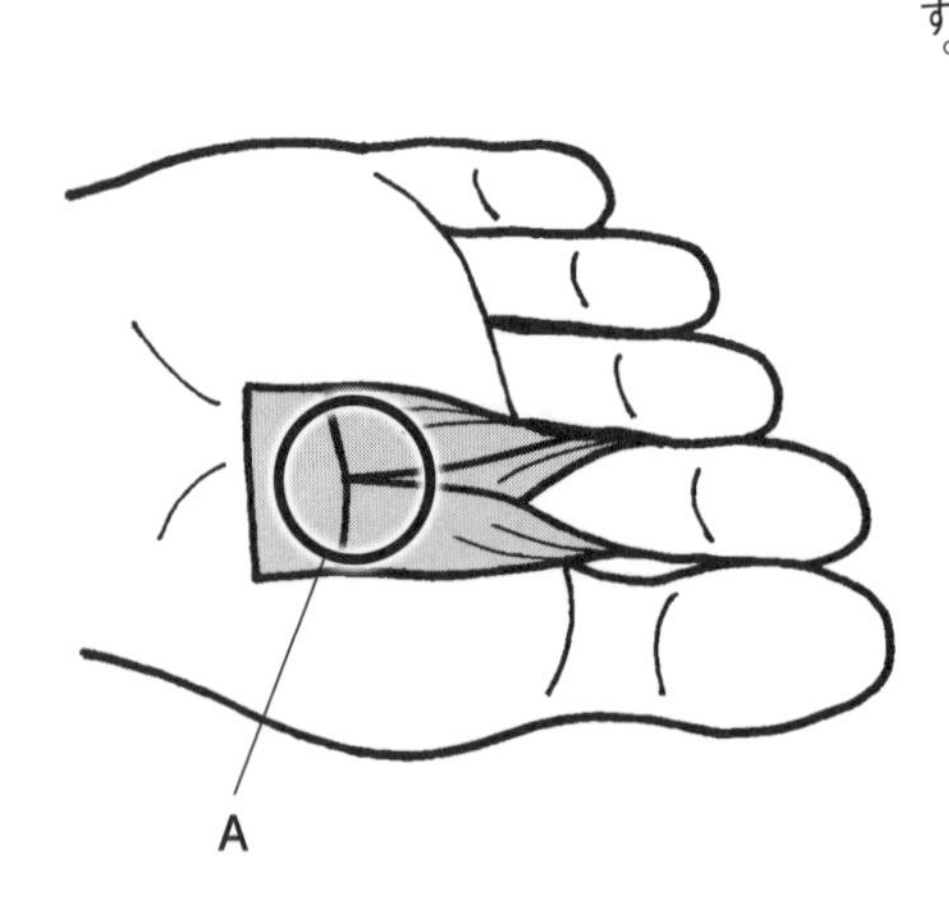

手順⑦

3指ともテーピングが終わったら、台形のアンカーテープで足裏をカバーします。台形の短いほうを指側にして、3本指テーピングの巻き終わりを隠すように中足部に貼ると、足指の動きを邪魔しないで、ちょうどいい位置に貼ることができます。

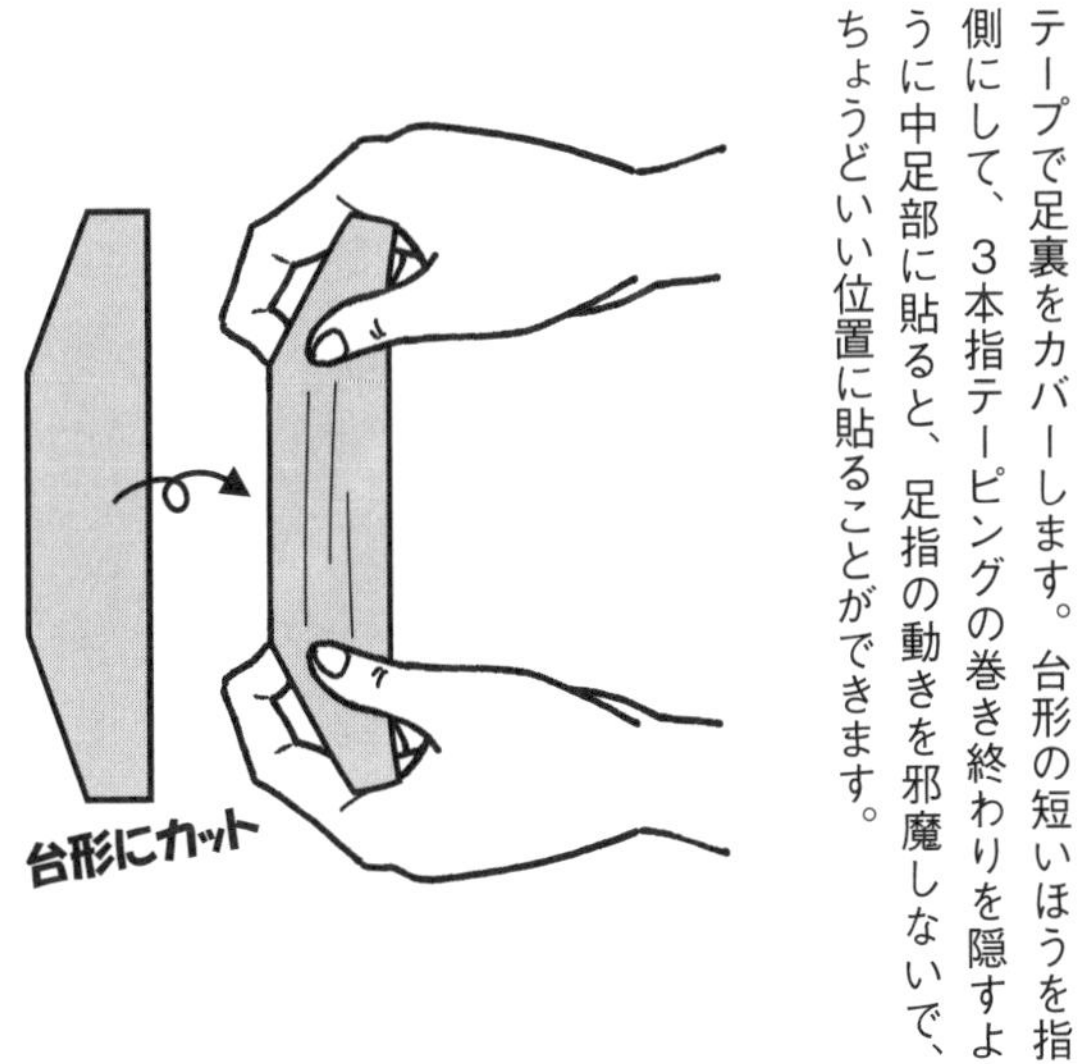

できあがり

この上級編のテーピングは、アンカーテープ、横アーチの補整の役割を果たします。もちろん、親指や小指のテーピングと一緒に行うと5本指全体が補整されてより効果的です。もちろん、足裏・かかと・足首のテーピングなどとも組み合わせられます。

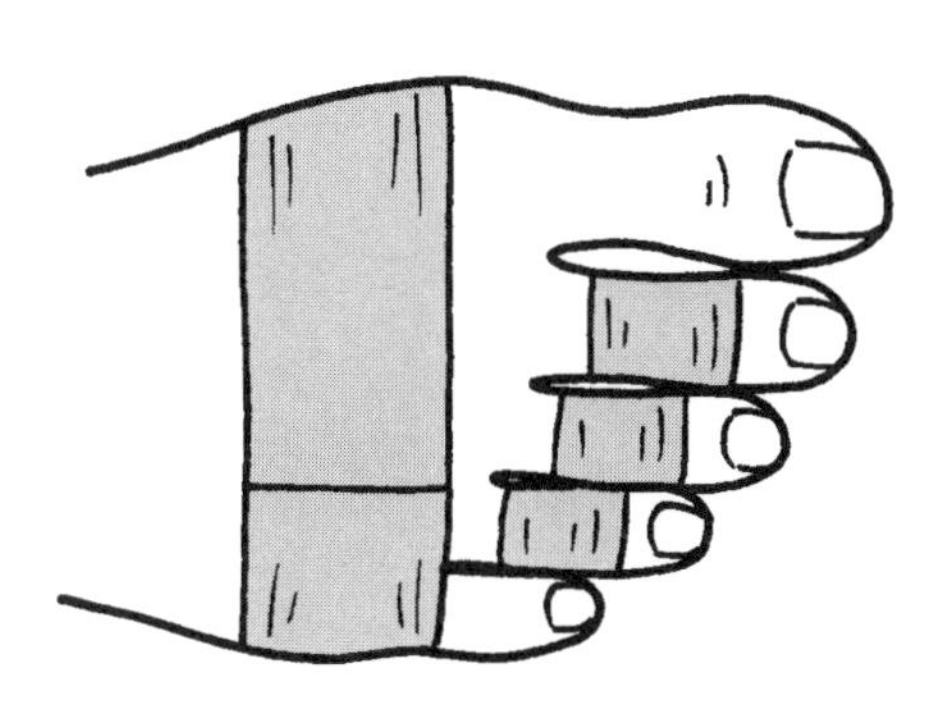

セルフケアテーピング記録

経過記録としてテーピングをした日時と足の状態を記録しておきましょう!

回数	日付	テーピングの部位	状態メモ
例	3/15	中足+かかと	歩くときに少し痛みが少なくなった気がする
1			
2			
3			
4			
5			
6			
7			
8			
9			
10			
11			
12			
13			
14			
15			

第4章

ひとりで毎日できる足指体操

足の機能を取り戻す足指体操

足の体操が習慣化すれば足の機能は向上させられる！

足や足指の機能が衰える大きな理由の一つには、足指の動きが少ないことが挙げられます。どの体の部位もそうですが、動かさないと、機能は低下していく一方です。

足が本来持っている機能を回復させるために、足指の運動は、じつはとても重要です。

ただし、体操といっても、息が上がったり、汗が流れ落ちたりするようなエクササイズやスポーツではありませんので安心してください。家の中で、座っていてもできる簡単な動きばかりです。好きなときに、好きな場所で、自分のペースで行えるものばかりです。

基本となるのは、「足の柔軟性」を高めて、可動域を広げるストレッチです。

それから、足の「筋力」を回復させるトレーニングも大事です。

あまり知られていませんが、足指を思い通りに動かすためには、「巧緻性(こうちせい)」（一般には精巧で緻密な様(さま)。ここでは足指の器用さをいいます）も必要です。巧緻性を高める体操もご紹介します。

足指の体操は、何も足のトラブルがないときから行うのが、一番理想的です。外反母趾が重度化して、足の変形が進んでしまう前に、足本来の正しい動かし方ができれば何よりです。

でも、逆に、遅すぎる時期もありません。どの段階からでも、習慣として生活に取り入れれば、足の機能は必ず回復します。

ただし、痛みが生じているときは、痛みを取ることを最優先し、体操はほどほどに。

足指体操で、一生、自力で歩ける足をめざそう！

最近の研究では、足裏の感覚機能の低下が、高齢者の転倒の原因の一つであることがわかってきました。体のバランスが崩れたときに、足でぐっと踏んばるために必要な情報が、足裏から脳に伝わりにくい、あるいは伝わるまでに時間がかかるのです。転倒予防のためにも、足指体操はお勧めです。

足指は、ふだんあまり意識することのない筋肉ですが、週に2~3回以上行えば、1カ月ほどで効果が期待できるでしょう。

足指ストレッチ

足指をやわらかくして可動域を広げる「足指ストレッチ」

硬くなった足指を伸ばして、可動域を広げる基本のストレッチです。

足指がすっかり固まってしまって広がらない人は、足指の間に手の指を差し込むだけでも、十分なストレッチになります。もしかしたら、その段階で、足先や指のまたに痛みを感じるかもしれません。そのような場合は、無理をせずにそのままじっと5分ほど過ごすとか、足先を軽くつかんで動かしやすい方向にゆっくりと動かすところから始めてみましょう。

血行がよくなる入浴後に行うと、足指が広がりやすく、手指もスムーズに指の間に入って動かしやすくなったりして効果的です。テレビを見ながらでも、気軽にできる「ながらケア」で十分ですので、日常的に行いましょう。

ストレッチは、何より、足の疲れを取ってリラックス効果がありますから、できれば日課にして続けることをお勧めします。

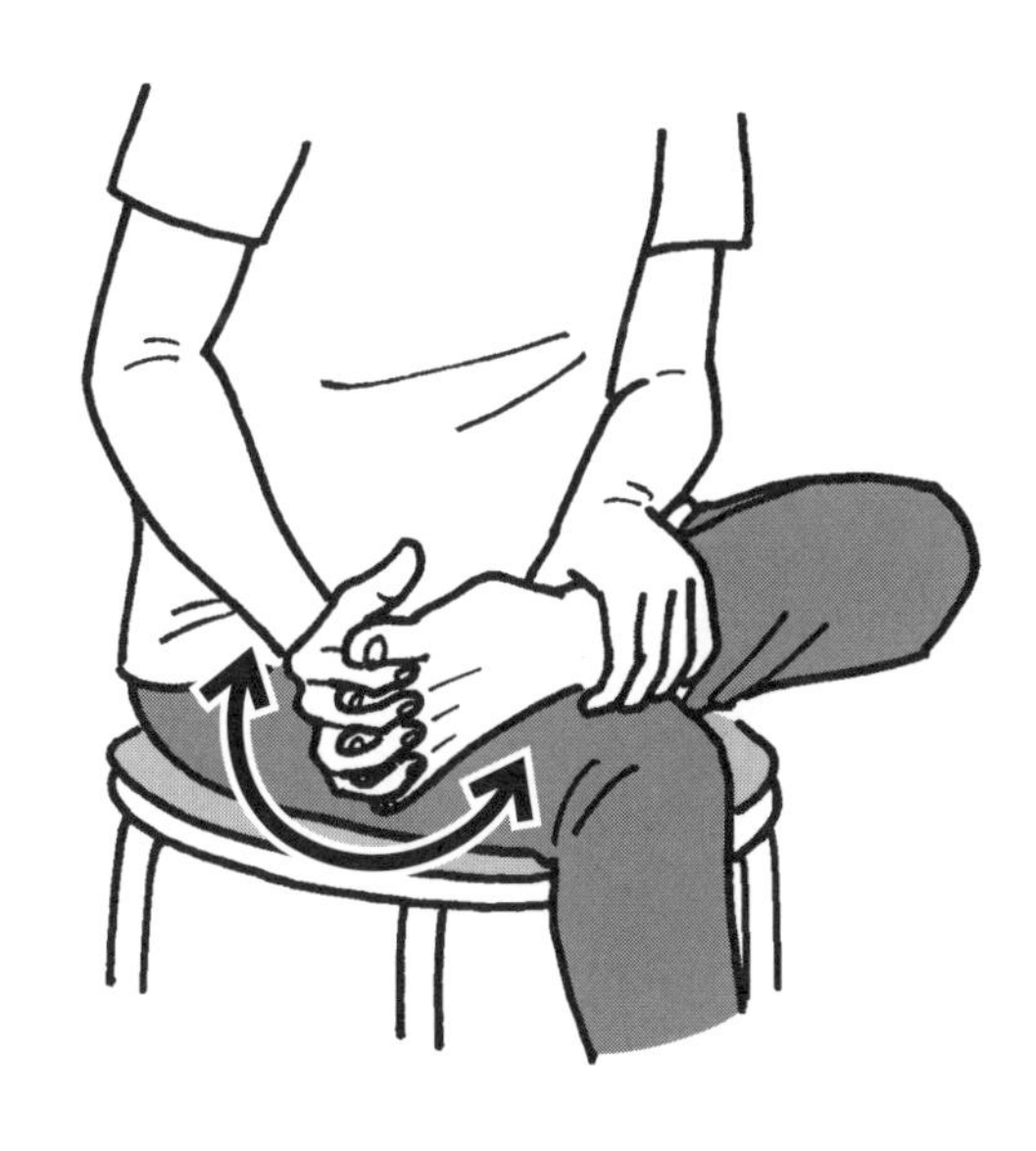

❶ 椅子に座り、ストレッチする足を曲げて、足首を逆の足のひざに乗せます。
手の指を足裏から指の間に入れます。このとき、手の指は奥まで入れずに、やさしく浅めに差し込めばＯＫです。

❷ 手の指を握り込むようにして，足先を反らします。2秒ほどキープしたら、差し込んだ手のひじを引き、足先を今度は、手前側に曲げます。
この曲げ反らしを、繰り返します。できれば1分半ほどがんばって続けてみてください。両足合わせて3分です。

親指まわし

外反母趾のねじれを解消する親指まわし

外反母趾による親指のねじれグセを緩和するストレッチです。

その名の通り、親指をぐるぐるとまわす体操ですが、親指を自力で動かせない人や、親指にねじれが現れている人にとっては、そう簡単ではありません。最初は動かないかもしれないし、違和感を感じるかもしれませんが、無理ない範囲でぜひ試してみてください。

外反母趾の親指は、「ねじれ歩行」の影響もあり、関節が内側を向いて、ねじれやすくなっています。親指がねじれているかどうかの確認は、タコがあるかどうかが目安になります。ねじれた親指は、接地する面に負荷がかかって、その部分にタコができやすくなるのです。

このストレッチは、自分の手で加減をしながら無理なく行えます。足指ストレッチと合わせて行うと、親指をさらに動かしやすくなり、そのうえでテーピングをすると、効果百倍です。

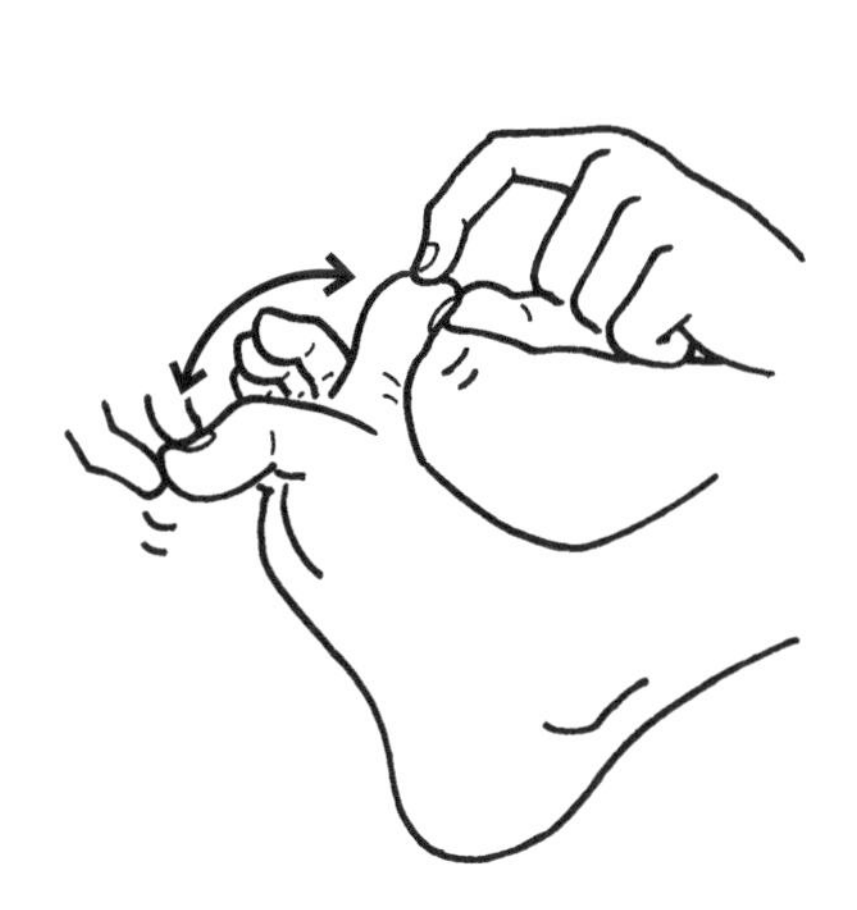

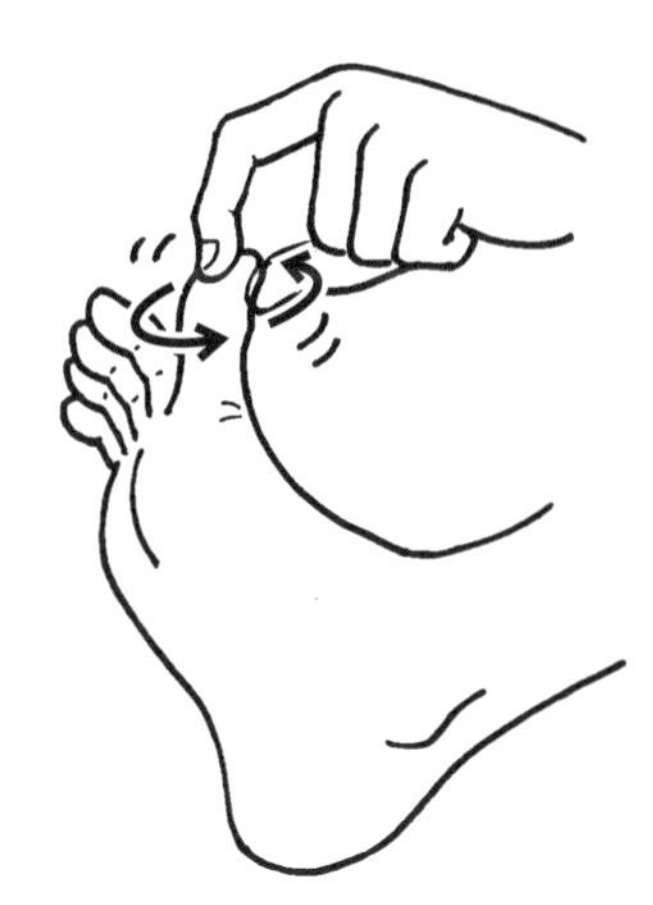

❶ ひざを立てて座り、左手で親指を動かしやすいように反対側の右手で中足部を固定して、親指を左手でつまみます。

❷ 右手で右足をしっかり支えながら、親指のねじれを人差し指のほう（正しい位置）に起こすように、ゆっくり戻して5秒キープします。

❸ さらに、親指を起こしてまっすぐにした状態で、親指を前後に反らしたり曲げたりという動きを、5～10回ほど繰り返します。これを両足に行います。大きく動かす必要はありません。痛みが出ない程度にやさしく行いましょう。

ボールを使った足裏エクササイズ

ボールを転がす部位と向きがポイント

ふくらはぎは「第二の心臓」といわれるだけあって、足や足裏は、全身から足にめぐってきた血液をまた心臓に戻すという大切な役割があります。また、足裏はさまざまな器官や臓器を整えるツボ（反射区）が集まっている箇所でもあります。

一方で、全体重がかかる足裏の筋肉は、気づかないうちに疲れがたまって硬くなってしまいがちです。硬くなっていると、血液のポンプの動きも悪いし、ツボへの刺激も鈍くなり、体の不調をきたしやすくなります。

そこで、足裏のエクササイズが有効になるのです。

このエクササイズは、特に、足裏のアーチに働きかけます。内側（土踏まず）と外側の「縦アーチ」、中足部の「横アーチ」の3つのアーチの筋肉を、ボールでゆるめられます。

ボールは、野球用でもゴルフ用でもいいので硬めのボールをご用意ください。

足裏には、自律神経を整えるツボもあり、リラックス効果も得られるでしょう。

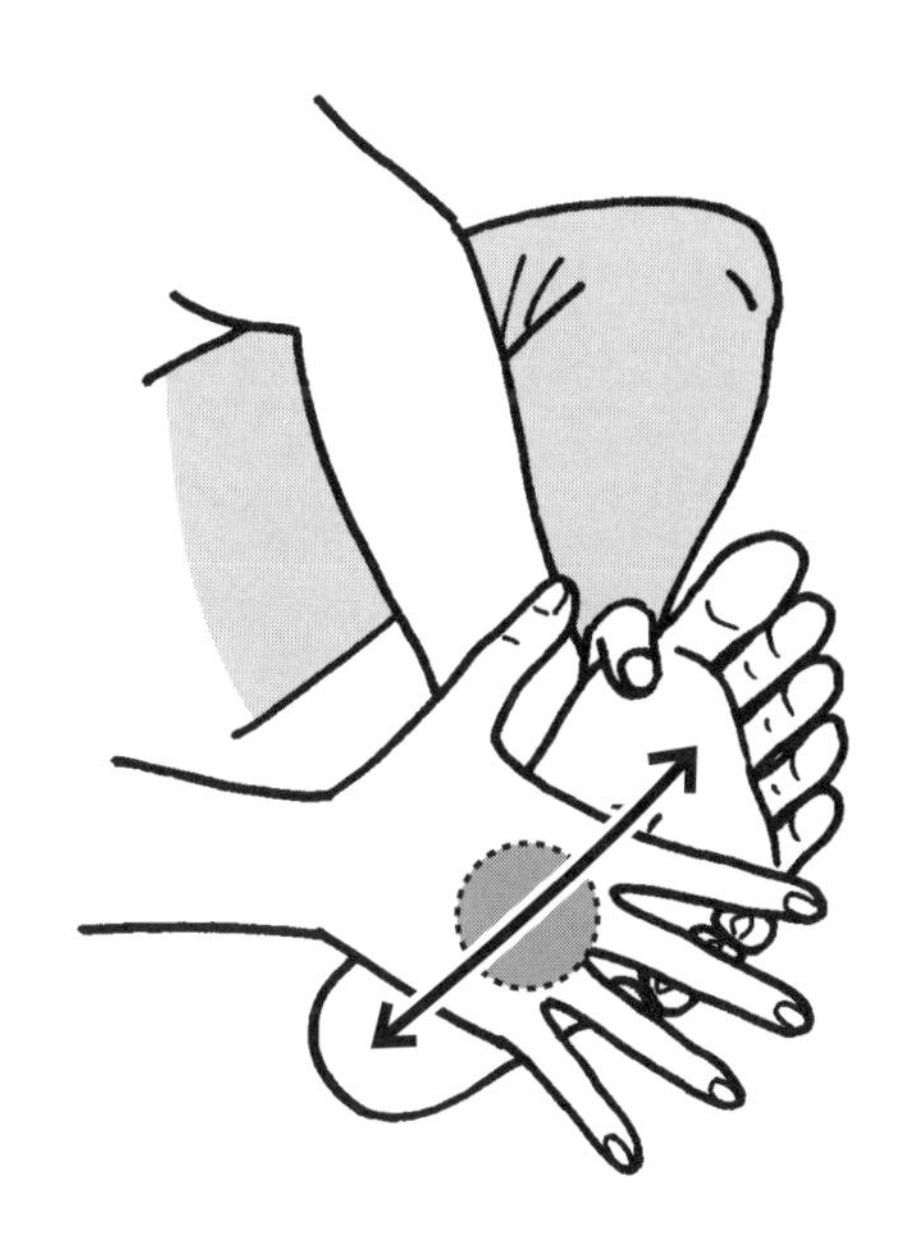

❶ 椅子に座り、脚を組みます。組んだほうの足首をひざにかけて足裏を確認します。

❷ 左手で左足の甲をつかみ、右手にボールを持って、足裏の内側の縦アーチに沿って、圧をかけながら10回ほど上下に転がします。外側の縦アーチ、横アーチも同様に行います。さらに、足を入れ替えて、両足ともにアーチの筋肉をゆるめます。

タオルギャザー

これ一つでもOKなぐらい効果抜群の足指体操

足の指でタオルをたぐり寄せて足の筋肉を鍛えるトレーニングです。有名なトレーニングなので、ご存じの方も多いかもしれません。

ここで私は、たぐり寄せたあとに、足指でタオルをつかんで持ち上げる動作を加えています。足の握力と器用さに加え、足指をしっかり曲げて可動域も増大するからです。

ポイントは、足のアーチにかかわる足首から下の力だけを使うように意識すること。中には踏んばって、太ももやふくらはぎにずいぶん力が入る方もいらっしゃいます。普段は使わない筋肉を刺激するのが目的なので、がんばって足首より下に集中しましょう。

最初は、タオルをうまくたぐり寄せられなくても気にしないでください。続けていくうちにできるようになります。片足3回のセットを、週に2〜3回から始めましょう。

タオルギャザーは、足のアーチを支える筋肉にも効果があります。足裏の縦と横のアーチが潰れている、扁平足（へんぺいそく）や開張足（かいちょうそく）、浮き指の問題を抱えている方には特にお勧めします。

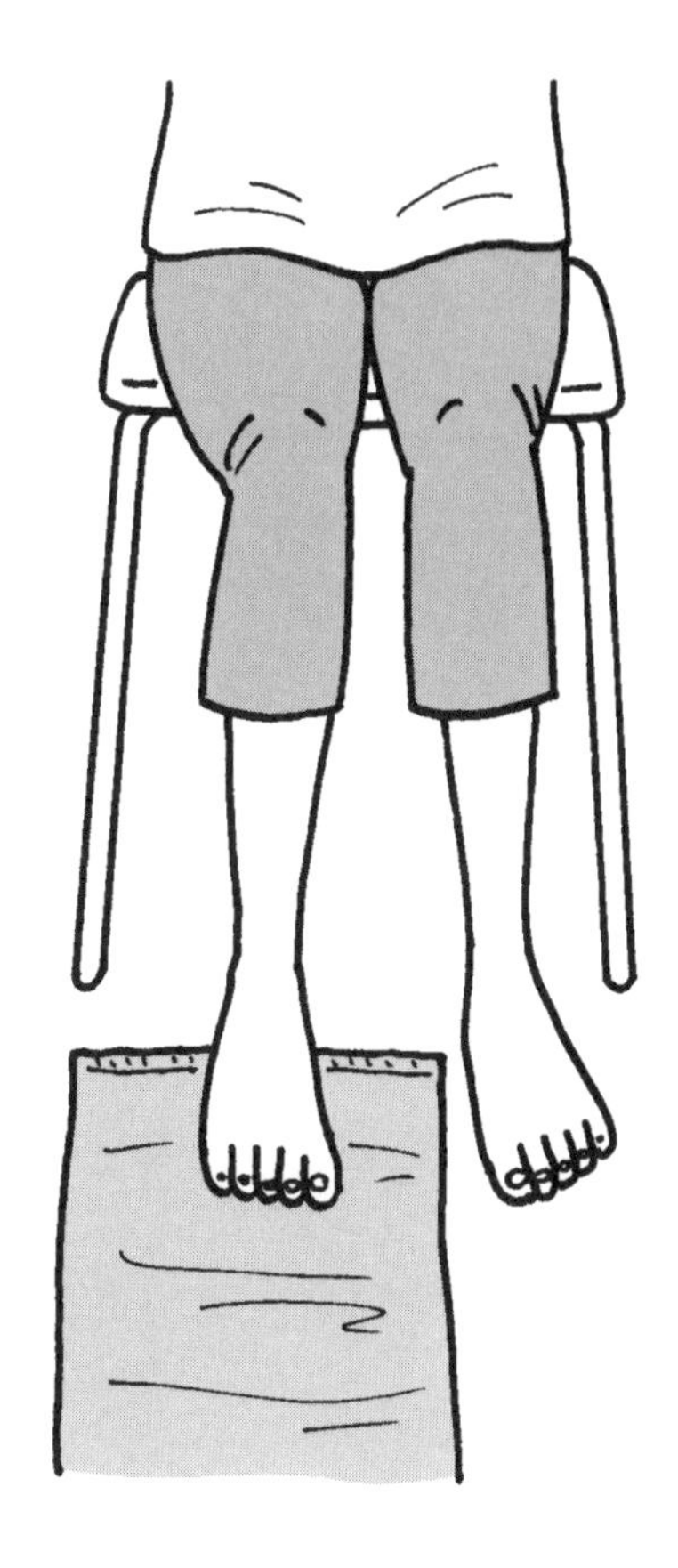

❶
裸足になって椅子に座り、足元にバスタオルなどの大きめのタオルを広げて置きます。
まずは、片方の足指を使って、タオルを端からたぐり寄せてみましょう。

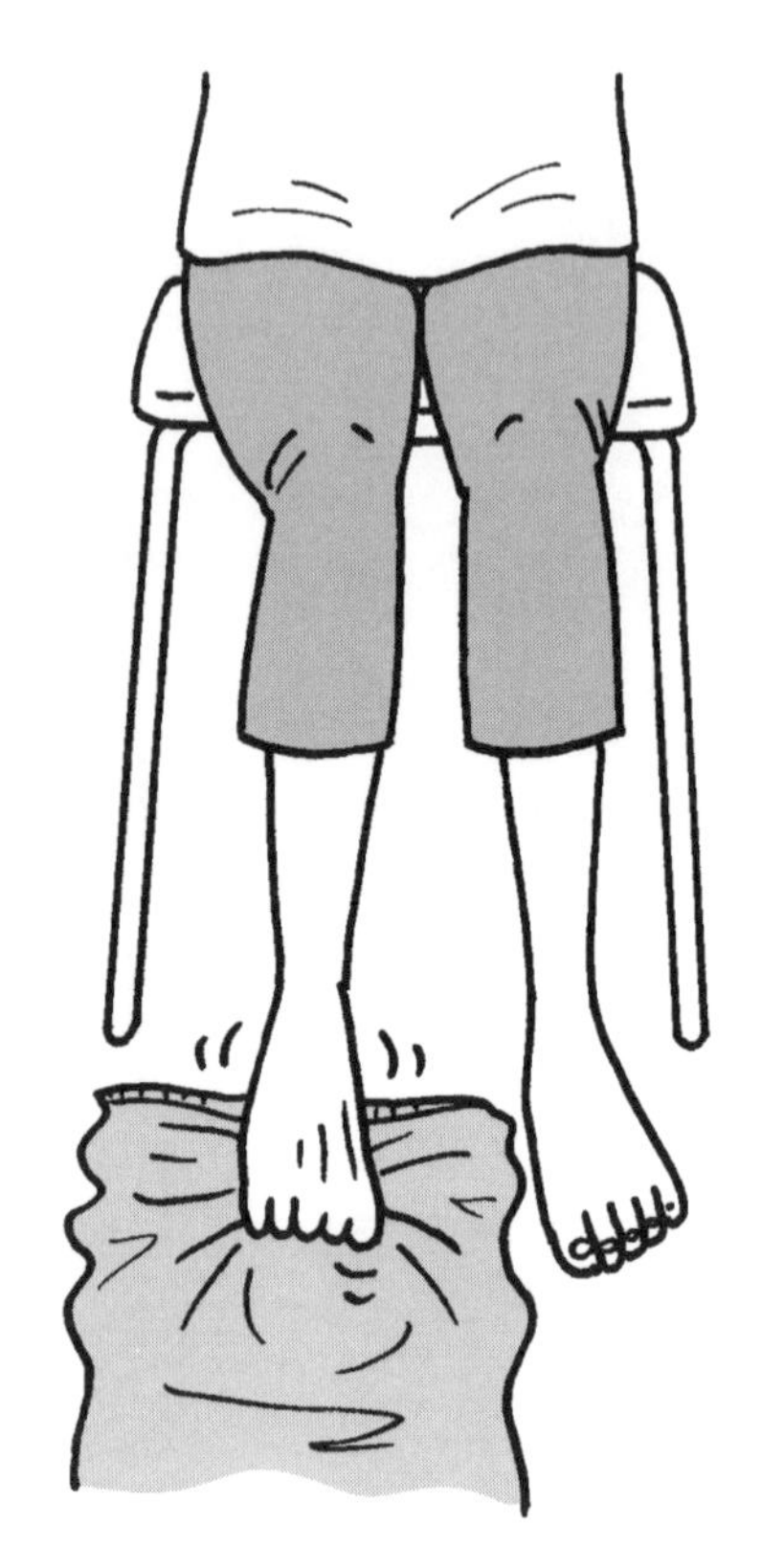

❷足の裏がなるべく浮かないように指先だけを使いましょう。かかとの位置を動かさないように意識してみてください。
もちろん無理のない範囲で構いません。

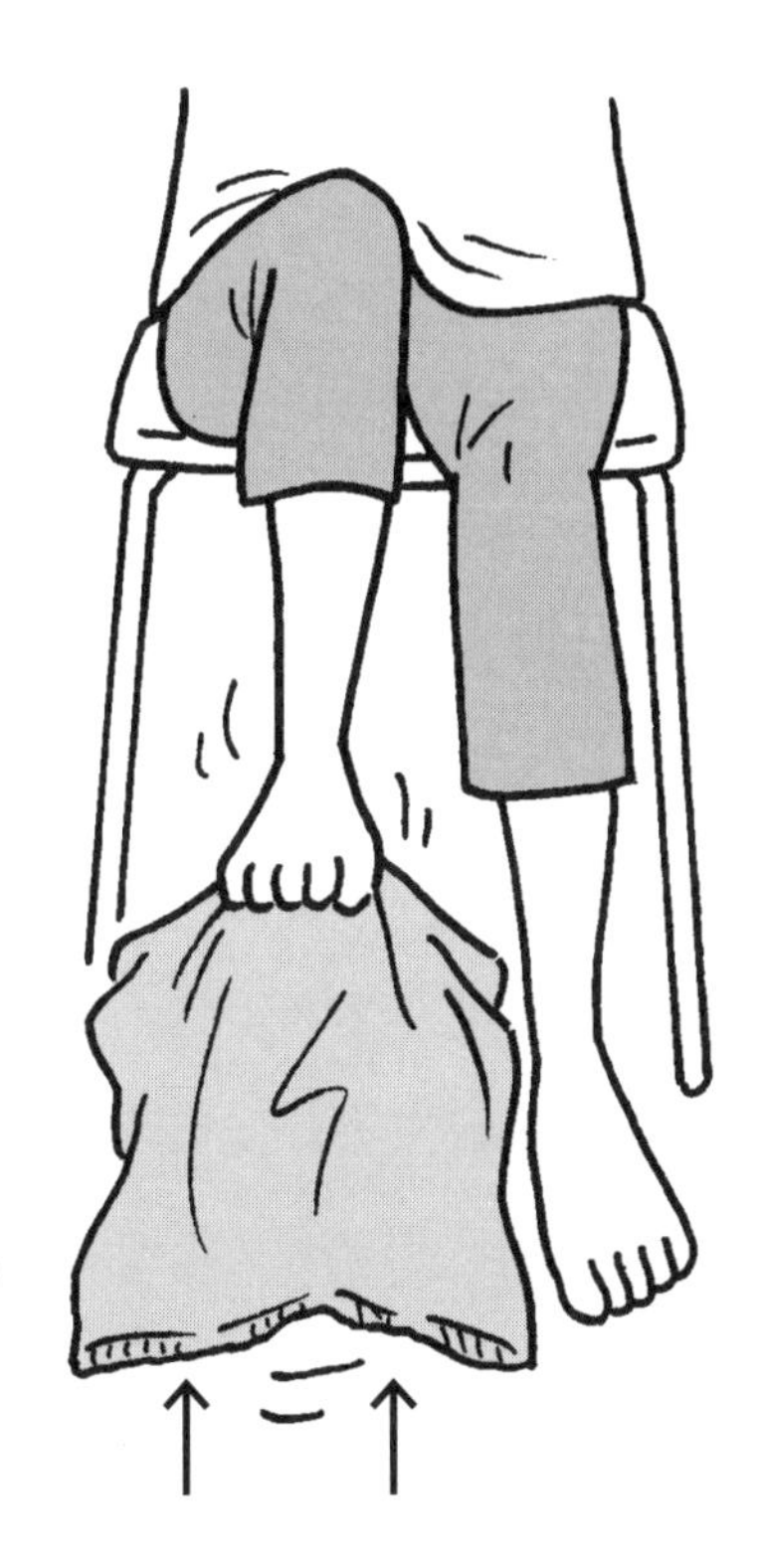

❸ 足元までたぐり寄せたら、足指を使ってタオルをつかんで持ち上げます。
反対側の足も同様に行います。左右、各5～10回ほど繰り返しましょう。無理のない範囲で行ってください。時間や回数は、個々の足指の能力、状態に応じて調整します。

足指ジャンケン

家族と一緒にゲーム感覚で楽しみながら!

私たちの手足の指は、曲げる力のほうが強く、意識的に広げないと、曲がっていく一方です。自然には伸びてくれません。

そこで、足指を伸ばせる、「足指ジャンケン」エクササイズはお勧めです。

まずは、足指がどのくらい使えるかを、グー・チョキ・パーでチェックしてみてください。ジャンケンのこの3パターンがうまくできない人は、手で補助しながら作ってみましょう。

思うように動かせない指があったり、動かしづらいと感じたりしたら、足指の筋肉が硬くなっている証拠です。でも、毎日少しずつ動かすことで、感覚は必ず戻ってきます。

お風呂上がりなど、指先が温まっているときにすると、より効果的です。椅子やソファに座ってできますから、テレビやスマホを見ながらでいいので、気軽に実践してみてください。

グー・パー

椅子や床に座り、かかとを床に着た状態で、足指を握ったり開いたりして、グー・パーの形を作ります。

1回3セット、10セット……など、痛みが出ない程度に、自分なりの回数を日々続けましょう。

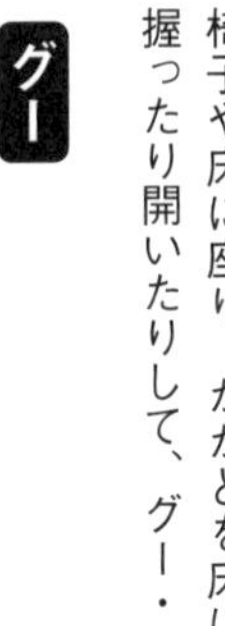

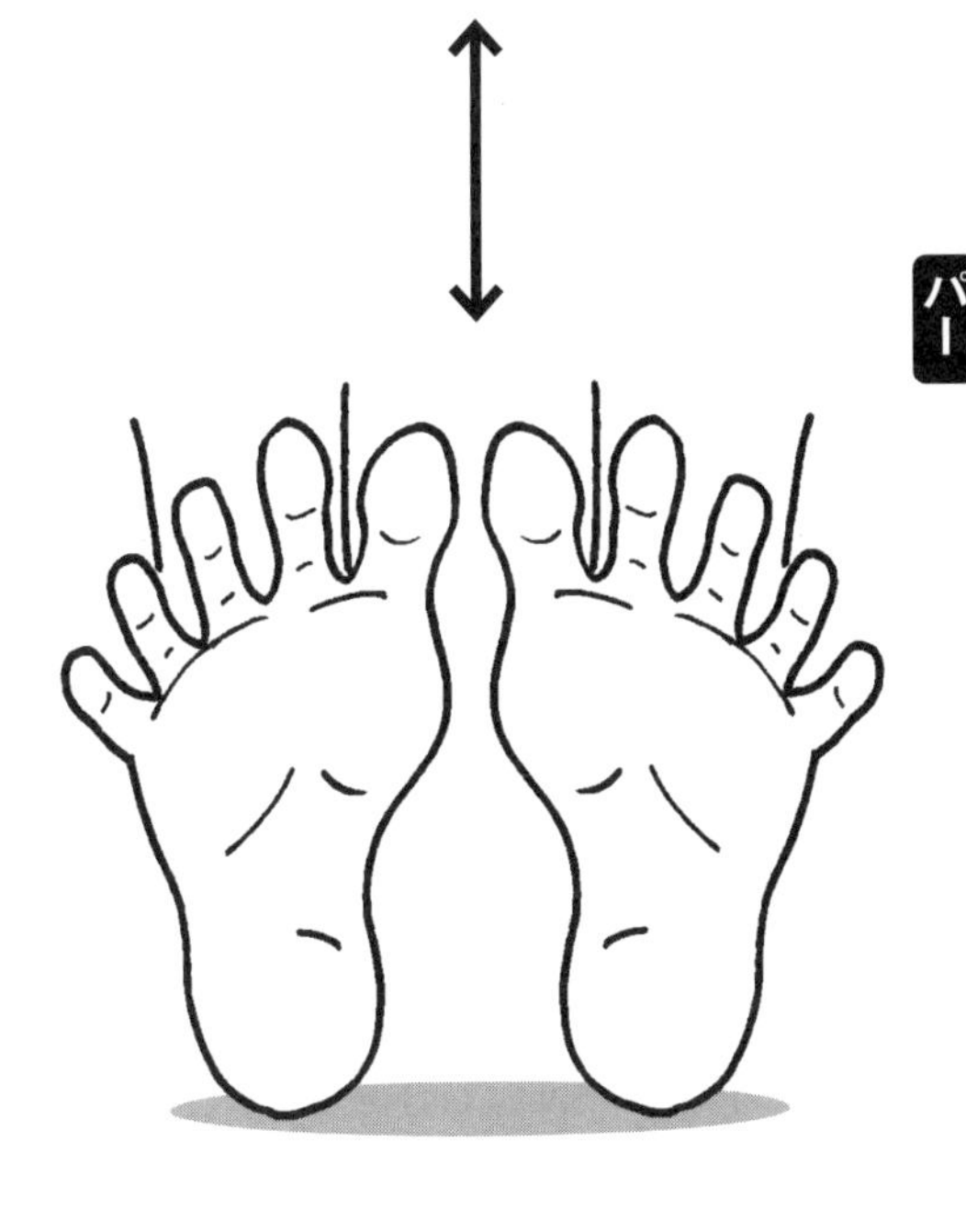

チョキ・パー

親指と人差し指でチョキを作ってみてください。
慣れないうちは、ちょっと大変かもしれませんが、
いい指の体操になります。

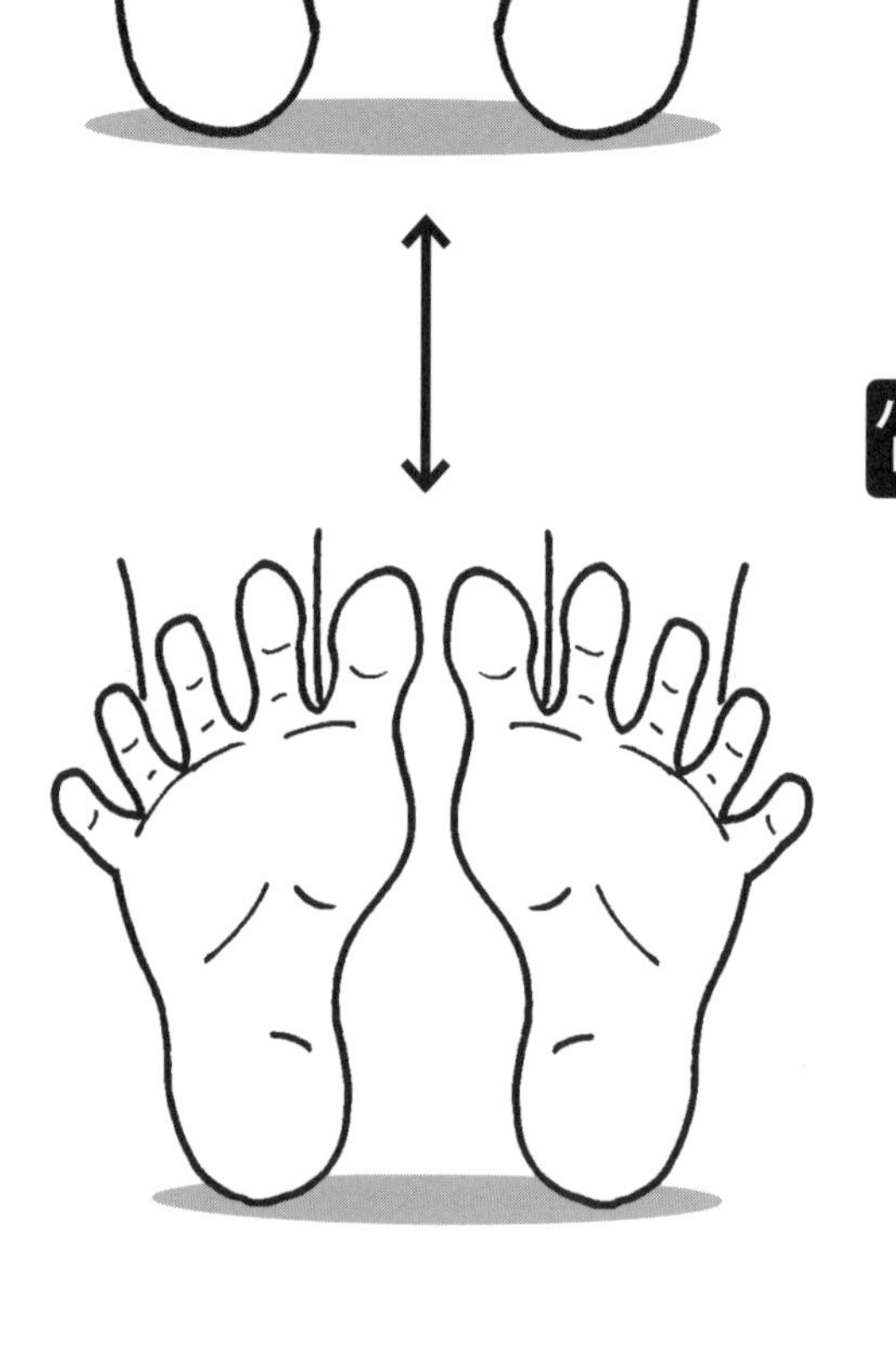

このチョキ・パーの形も、1回3セット、10セット
……と痛みが出ない程度に、自分なりの回数で行っ
てみてください。

上級編 立った状態でジャンケン

座った状態でできるようになったグー・チョキ・パー、そして、親指以外を4本指を持ち上げる逆チョキを、立った状態で行ってみましょう。座っているときよりも、案外レベルが高い上級編です。

グー

チョキ

パー

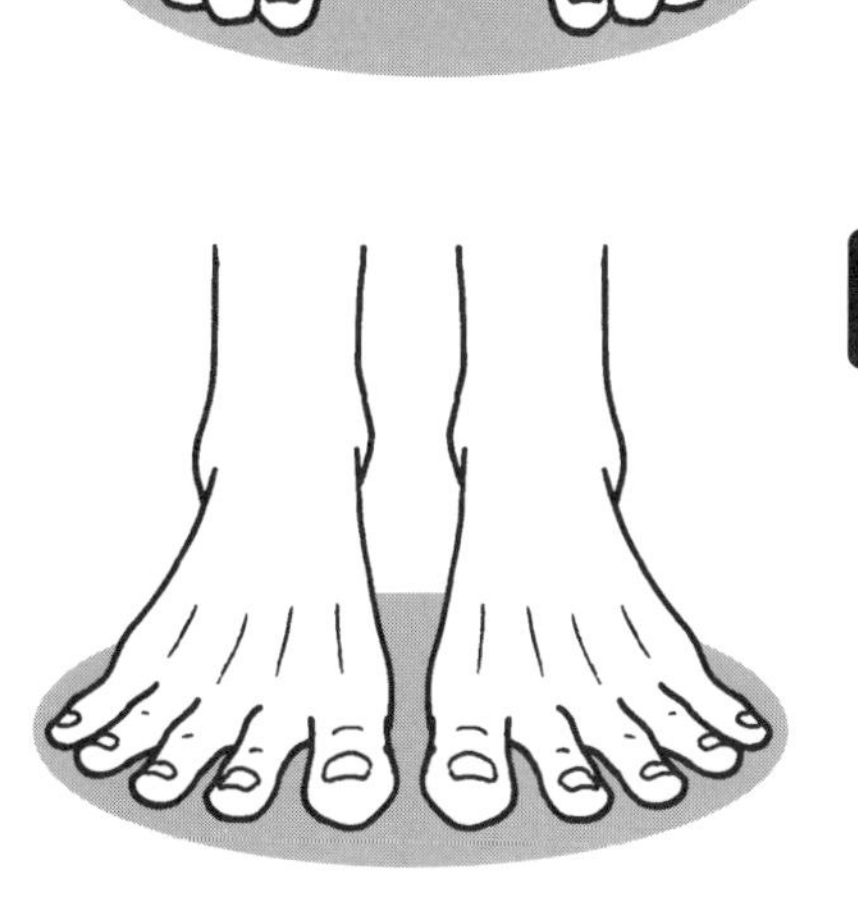

⚠ 注意点

転ばないように、すぐにつかまれるものがあるところで行ってください。足先を少し上げながら行うと、バランスを取りやすいです。

足指ピアノ

リズミカルに動かせるようになるのが目標

足指で、ピアノの鍵盤を弾くように動かすエクササイズです。ピアノを弾ける人も、そうでない人も、頭の中で鍵盤を思い浮かべながら、実際に「ド・レ・ミ」とか、好きな曲の譜面を、足指で再現してみましょう。

もちろん、最初は、足が思うようには動かないでしょう。皆さんそうなので、急がずにゆっくりと足指を動かしてみてください。

鏡の前で行えば、思うように足指を動かせているかどうか、確認しやすいです。「足指ジャンケン」より、動きが複雑で巧緻性（足の器用さ）を求められる、高度な動きになります。また、頭で考えながら動かす部分が大きく、足指へ指令と動作を送る点で、脳トレにもなります。

慣れてきたら、ピアノ演奏のように、指をリズミカルに動かすイメージで取り組んでみましょう。音楽好きの人は、実際に音楽に合わせてみても楽しいですね。

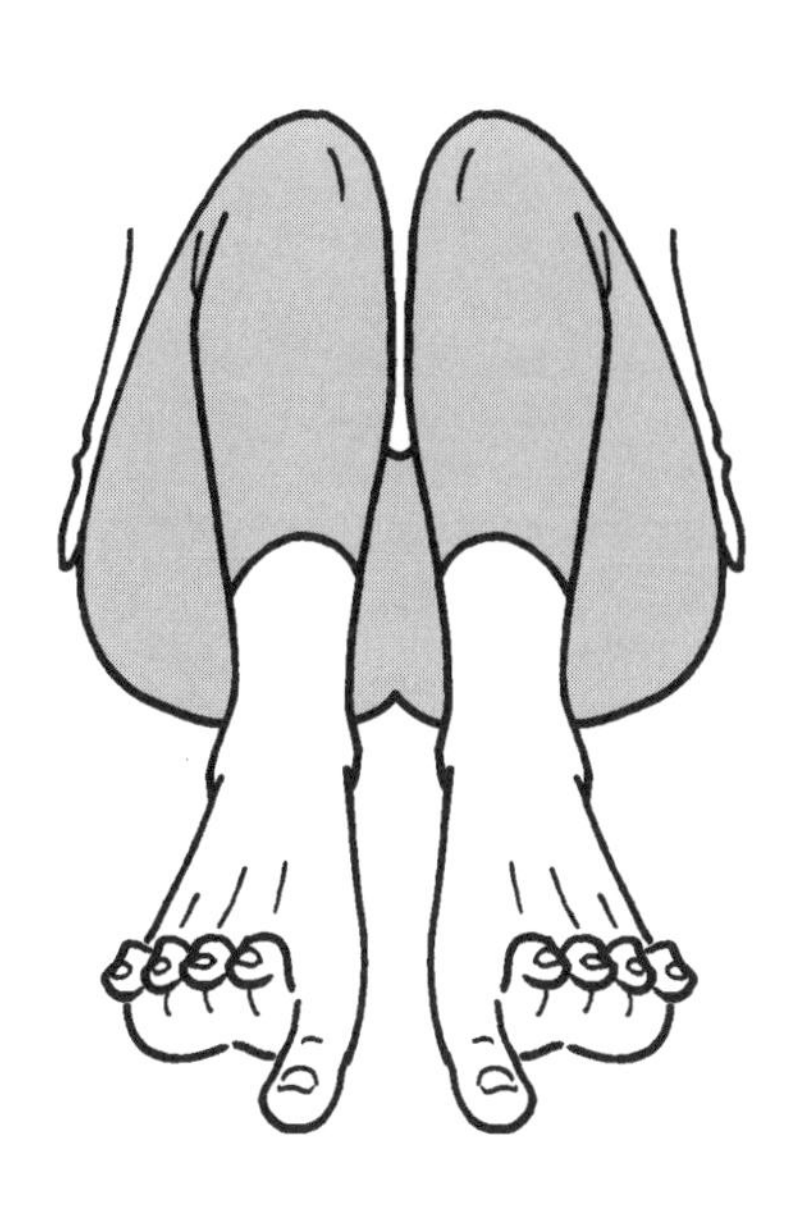

❶
座った状態で足を伸ばして前に出し、まずはリラックスします。そして、足裏の全面を床に着けたまま、足指全体を浮かせます。

❷
ほかの指は浮かせたまま、床をピアノに見立てて鍵盤を弾くように親指だけを下ろします。ほかのまんなかの3本続けて、小指を下ろします。ほかのまんなかの3本指は持ち上げたままです。

❸
最後に、真ん中の3本指をゆっくりと床に下ろします。ポイントはひざを動かさないこと。手でひざを抱えて、ひざを固定するのもよいでしょう。

❹
アーチが持ち上がっている状態になるはずなので、ゆっくりとアーチも地面に下ろして脱力します。

ここまでできたら、両足の10本の指を自由に使って、リズムよく〝演奏〟にチャレンジすることもできます。

番外編・フロッグハンド

セルフケアグッズで簡単トレーニング！

足の指にうまく力が入らない、動かない人や、運動が苦手な人が、簡単に高い効果を求めるなら、市販のセルフケアグッズ「フロッグハンド」をお勧めします。

その名の通り、「カエルの手」のような形状の先端を足指にかけながら、持ち手をグッと引っぱるだけで簡単に使えます。足指で握る感覚が簡単に得られるうえに、使いながらグー・パーする感覚がとても気持ちいいので、無理なく続けられるはずです。

持ち運びも容易で、年齢を問わず、手軽にセルフケアできます。

しっかり負荷がかかる「ハードタイプ」と、あまり足指が動かない人に向けたリハビリ目的の「ソフトタイプ」があります。お好みで選んでください。

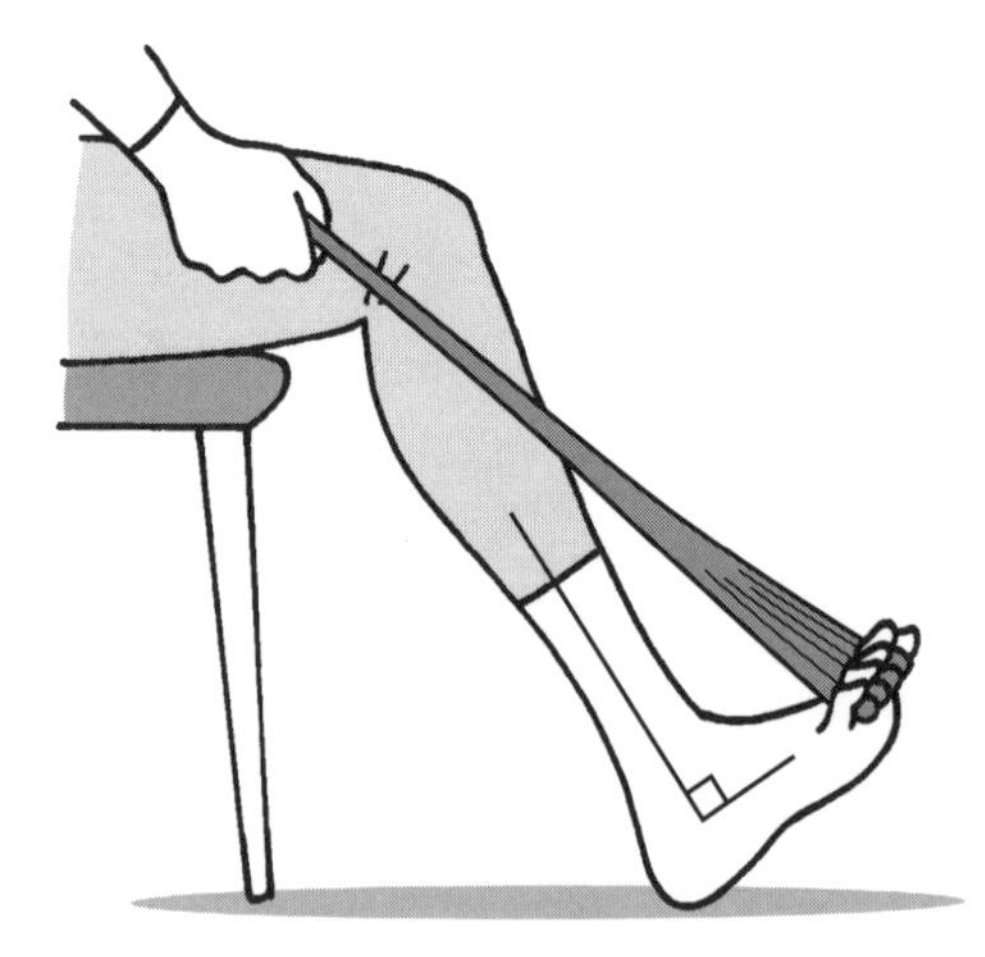

第5章

生活の中で手軽にできる足指のケア

外反母趾にならない日常の心がけ

外反母趾は生活習慣の改善でしっかり予防できる

江戸時代まで、日本には外反母趾に悩む人はいませんでした。その秘密は、生活習慣にあります。

江戸時代が終わって、文明開化の明治時代から、歩きやすいように地面が舗装され始めました。それまでは、地面はやわらかい土がほとんどで、自然と足は保護されていました。ところが、舗装された道路の硬さと衝撃から足裏を守る必要が出てきました。人々は足元の保護を求めて、履きものに頼るようになりました。

つまり、外反母趾は、舗装された道路の硬さと、窮屈な靴を履き続けることで発症しやすくなったのです。

このように、江戸時代の生活習慣は、外反母趾になる要素がほとんどありません。私たちは今、同じ生活を送ることはできませんが、その一端を生活に取り入れることはできます。

皮膚をつまんだりなでて筋膜をゆるめる

私たちの全身は、「筋膜（きんまく）」で覆われています。筋膜は、筋肉だけでなく骨や内臓なども覆っていて、身体の形状を保つことから「第2の骨格」ともいわれています。

筋膜は、コラーゲンやエラスチンなどの物質で構成された、とても流動的な組織なので、体の動きに合わせて、組織と組織の間を滑るように動きます。全身を覆う、いわば"潤滑剤"のようなもの。

筋膜には、それぞれの筋肉の運動をまとめて、一つの動きにする機能もあります。そのため、筋膜が縮んだり、よじれたりしていると、足の関節が動きづらかったり、可動域も広がりにくくなります。

セルフケアテーピングやトレーニングで効果を感じにくい人は、筋膜が硬くなっているのかもしれません。皮膚をこすったり、つまんだりして筋膜をゆるめて、その働きを取り戻しましょう。

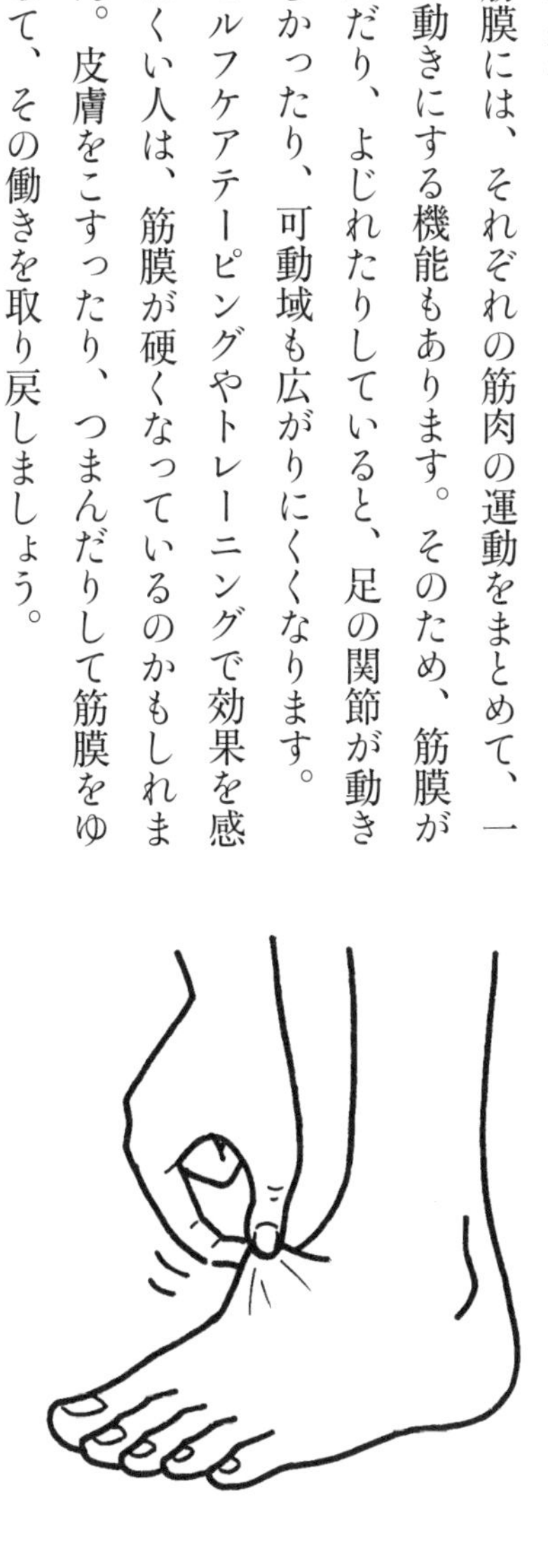

5本指の靴下を愛用して足の機能を回復

靴下は、立ったり歩いたりと「足への負担」があるようなときは、できるだけ5本指タイプを活用しましょう。足指がそれぞれ独立して使いやすくなるため、足の機能を回復し、外反母趾の症状の改善に役立つからです。

5本指の靴下は、足の指を1本ずつ包むことで、それぞれの指が自由に動けるようになります。通常の靴下に比べて、足指の動きが活発になり、足の筋肉が適切に働くことで、外反母趾による痛みの軽減や改善が期待できます。

また、それぞれの足指を包むように袋状の布があることで、指同士の摩擦や圧迫をへらし、足指を正しい位置に保つ働きもあります。足の指が分かれているので、足先への負担が軽減され、疲労も少なくなります。

国際医療福祉大学研究チームの研究（注3）では、5本指の靴下を着用することで、足の裏の圧力分布が改善されることが示されました。たとえば、長時間の立ち仕事をする人が使用した結果、足の疲れや痛みが減少したというケースもあります。

足指1本1本が独立しているため、地面をしっかりとつかみやすく、足裏の感覚が研ぎ澄まされます。バランス感覚やパフォーマンスの向上にも好影響があります。野球選手の松井秀喜（まついひでき）氏やイチロー氏など、トップアスリートも愛用していたそうですし、長距離ランナーにも愛用者が多いです。

気をつけたいポイントは、サイズ選びが比較的厳密であること。指の長さや太さなど、サイズが合わないと、逆に、足に不適切な圧力がかかり、外反母趾の症状を悪化させる恐れがあります。

5本指ソックスは慣れないうちは、足指が独立する感覚に違和感があったり、長時間履いていると軽い痛みを覚えたりする人もいます。最初は短時間から始め、徐々に着用時間を延ばしていきましょう。

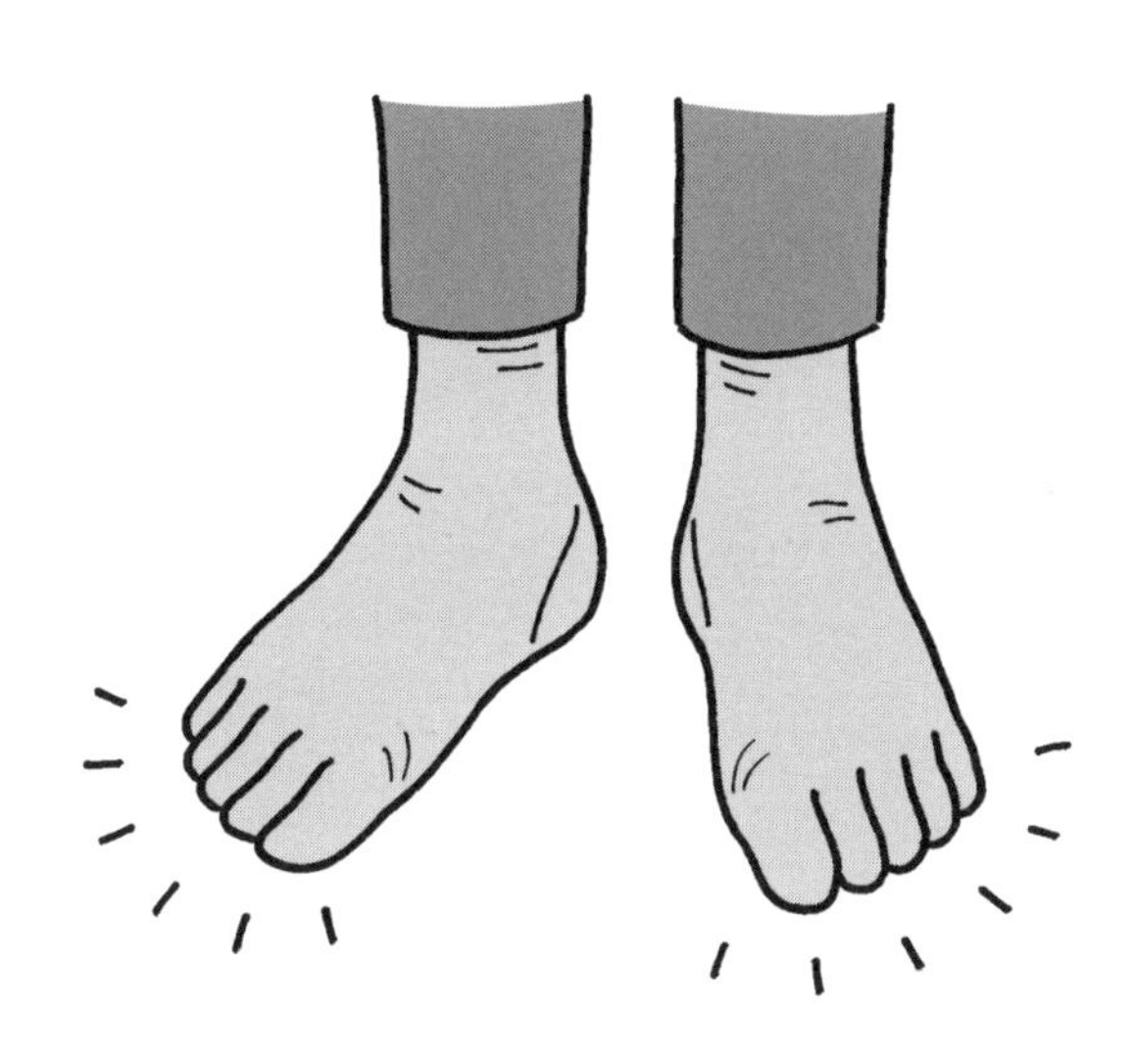

痛みがあるときはウォーキングを控える

ウォーキングは心臓や肺にかかる負担が少なく、全身の筋肉をバランスよく使うことができる効果的な運動です。しかし、足に痛みがある場合、ウォーキングを無理に続けることは避けましょう。外反母趾の症状の悪化につながる可能性があります。

外反母趾の改善には、足を適度に使うことが重要です。本来、ウォーキングは足の筋力強化やアーチづくりに有効で、足の健康を維持・改善する多くのメリットをもたらします。

しかし、足に痛みがあるのに、無理にウォーキングをすると、正しい歩行パターンが崩れて、その結果、足への負担が増し、外反母趾の症状を余計に悪化させる恐れがあります。不自然な歩き方は、足の構造や筋肉のバランスの崩れをさらに悪化させてしまうのです。

痛みがある場合は、ウォーキングを控えて足を休ませることが先決です。そのようなときには、ウォーキング以外にも、足にかかる負担が少ない運動を検討してみてください。たとえば、その場で体を動かす「ラジオ体操」もよいですし、水泳や自転車こぎなどは、足の筋肉を適度に使いながらも、足の痛みの悪化を避けることができます。

痛みが治まったら、正しい歩き方を心がけたウォーキングを再開しましょう。その際、クッション性のある靴や足にフィットした快適な靴を選んでください。足全体を均等に使い、無理な力を加えないようにして歩きます。短時間から始め、徐々に距離を伸ばしていくのがよいでしょう。

痛みは、その部位に炎症が起きているサインです。足が出しているSOSといえます。それを見逃さず、足を適切に休ませてあげないと悪化しかねません。痛みがある間は、足にやさしい運動を取り入れるようにして、足指を長期的に改善していきましょう。

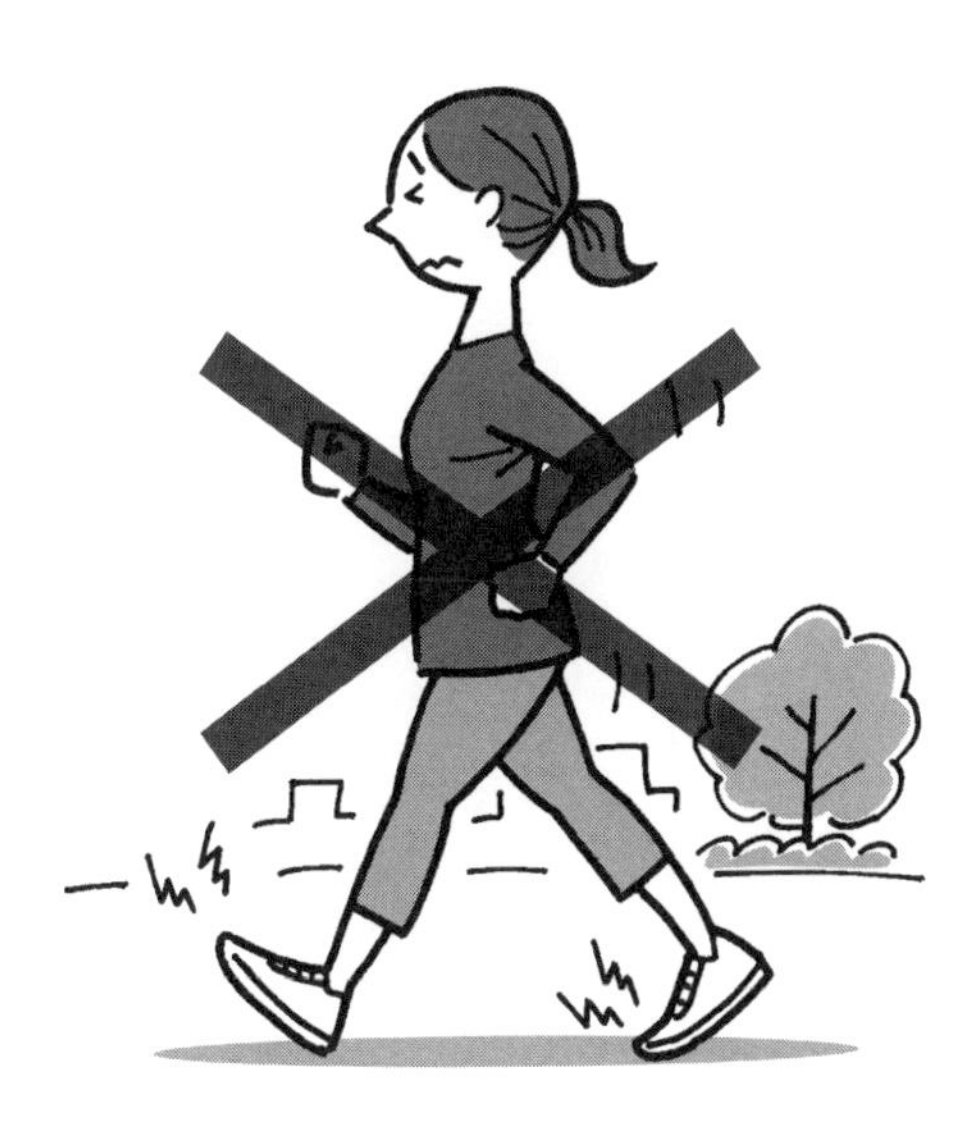

足にフィットする正しい靴の選び方

外反母趾の人によくある誤解の一つに、痛みを避けるためにワンサイズ大きめの靴や幅の広い靴を選ぶことがあります。

ところが、これは外反母趾を悪化させるリスクがあります。足に合っていないサイズの大きな靴は、足が靴の前方に滑りやすくなり、つま先が靴の先端部分に圧迫される可能性があります。また、靴の中で足が動いてしまい、足指が正しく使えず、「浮き指」の原因となります。正しいバランスが取れずに、無理な姿勢や歩行を招き、悪影響を及ぼすかもしれません。このような靴を長期間履くことは、外反母趾だけでなく、ウオノメやタコ、爪の変形、ハンマートウなど、ほかの問題を引き起こす原因にもなります。

適切な靴選びのポイントは、サイズの正確さ、外反母趾に合わせたつま先のゆとり、そして何より足と靴の一体感です。裸足と同じ感覚で歩ける靴に出合えたら最高です。

つま先には0・5～1センチの余裕を持たせ、ひもやマジックベルトで固定できる靴を選びましょう。靴底は硬すぎず、足指の付け根が曲がるものが好ましいです。靴のかかとがしっかりと足のかかとにくっつくものを選ぶと、靴ひもを適度な力で締めたときに、靴が足にきちんとフィットします。

実際に靴を試着する際は、座ったり立ったり歩いたりして、快適さを確認しましょう。

靴を選ぶ際は、夕方をお勧めします。朝方よりも、足がむくんでくるため、より正確なサイズがわかります。

また、個々の足に合った靴を見立てる、シューフィッターの専門家に相談するのも一つの方法です。

適切な靴選びができれば、足とかかとがフィットし、足指には余裕があり、快適な「立つ」「歩く」が実現します。歩くのが楽しくなって、きっと、どんどん歩きに出かけたくなります。

〈 足にフィットする靴の選び方 〉

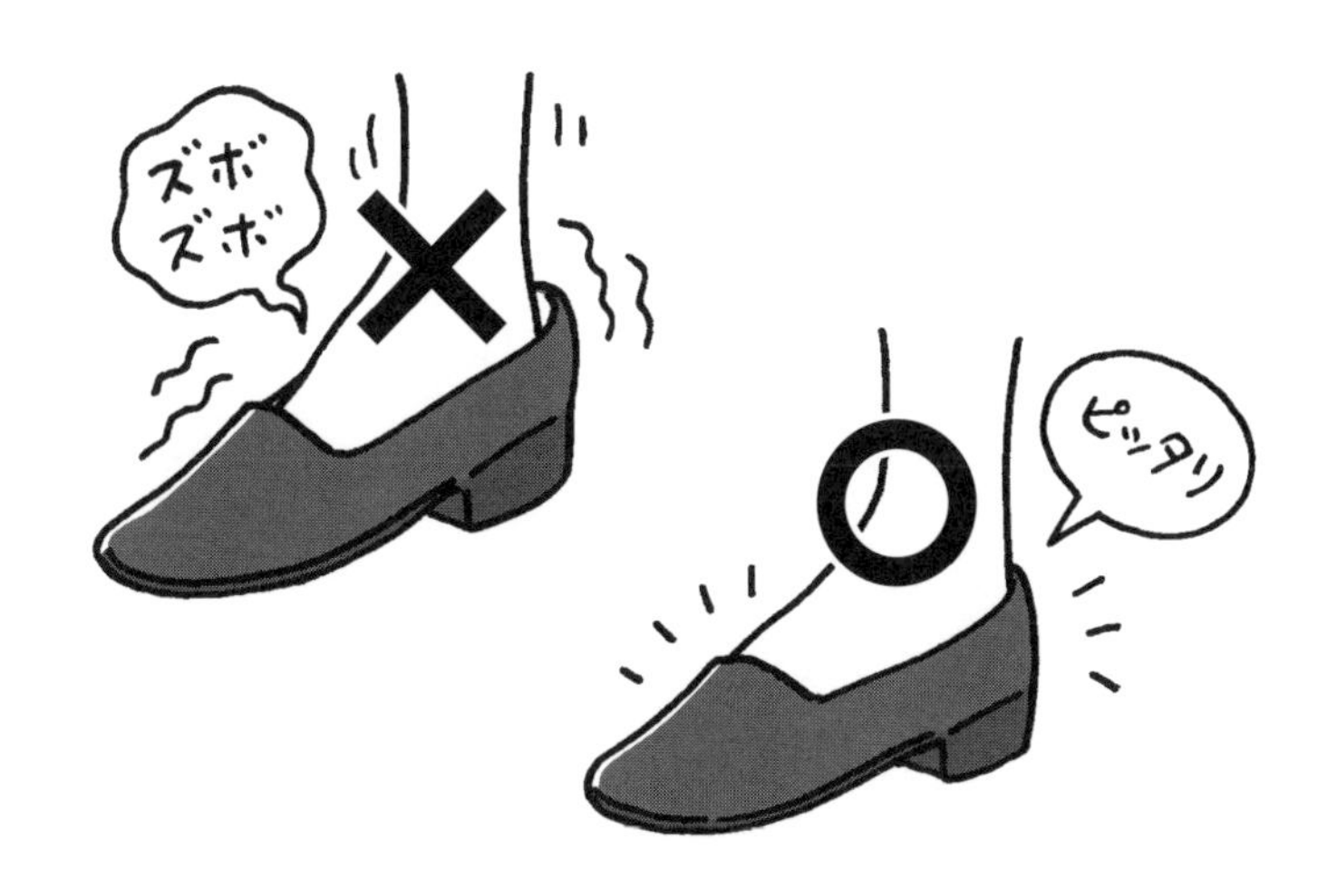

インソールの正しい活用とは？

インソール（足底板）は、足のアーチを支え、荷重を分散させることで、足の痛みを軽減する役割を果たします。

外反母趾に悩む人にとっては、足のバランスを整えるための補助ツールとして、一時的な痛みの緩和にも役立ちます。

しかし、インソールは、あくまで補助的な役割を果たすものです。これに頼り切ることはお勧めできません。なぜなら、インソールに〝依存〟してしまうと、足の持つ本来の機能が低下するからです。

足のアーチは本来、足指を使って作られるもので、インソールで人工的に作り出すものではありません。また、アーチ構造を過度に支えるようなインソールは筋力低下を引き起こす可能性があるので注意が必要です。

とはいえ、使ってみて痛みが軽減するようであれば、痛みがある間の一時的なインソールの使用は有効です。

アイテム選びのポイントは、かかとをしっかりと安定させる構造かどうかです。一般的なインソールは、土踏まずを過度に支えるものが多く、これは足の機能を低下させる恐れがあるので気をつけたいところです。

市販の規格品でも足が楽になればいいのですが、中にはアーチを活性化させるインソールもあり、できればそのような商品を選べるとよいです。

千差万別の足の形状に合わせて選ぶのですから、インソール選びは簡単ではありません。なんとか、自分の足に最適なインソールが見つかるといいですね。

インソールは、くれぐれも長期間にわたって常用するのは避けましょう。足の筋肉が弱くなる可能性があります。あくまでも、足の筋肉や関節の正常な機能をサポートする補助的なものだと心得てください。

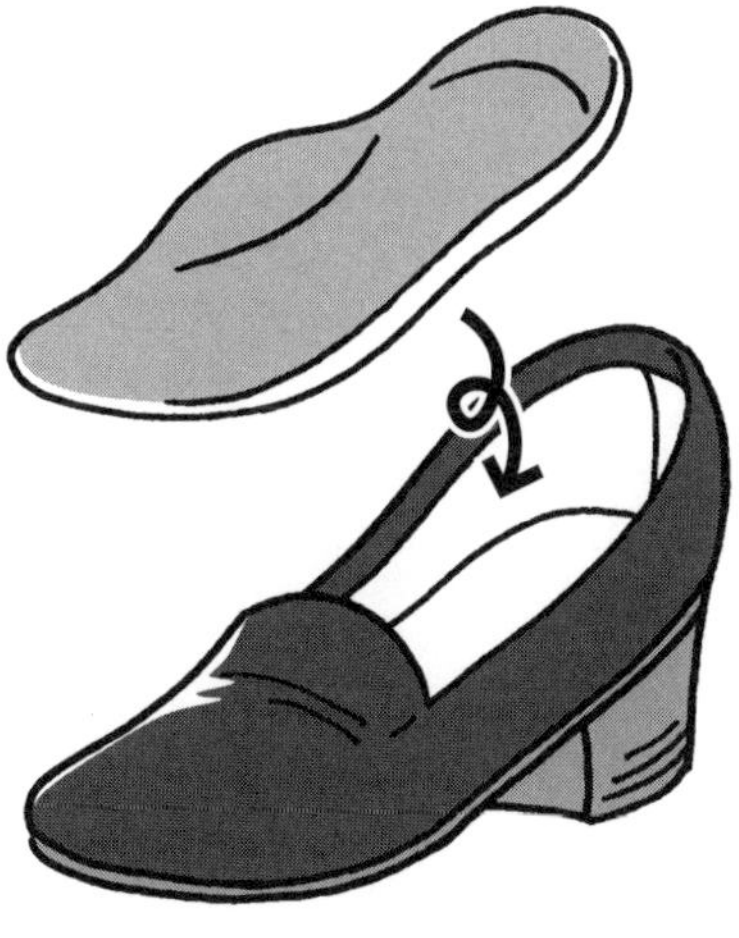

靴、靴下を履かない「裸足の日」をつくる

先に、江戸時代には外反母趾で悩む人がいなかったとお話ししましたが、その原因は、靴を履かない＝裸足の文化だったからです。裸足で生活することは、足や足の指の機能強化、特に外反母趾の改善に役立つ可能性があります。

子どもを対象に、いわゆる「裸足保育」についての研究報告は多く（注4）、裸足で過ごす時間が長い子どもたちは、靴を頻繁に履く子どもたちの足と比べて、足の自然な動きや柔軟性が養われ、機能面や運動能力において、健康な足の構造を持っていることが明らかになっています。

これは、裸足で過ごすことが、足のアーチ形成や足指の機能を強化することを示唆しています。

また、米ノースフロリダ大学の研究（注5）によると、裸足で走ることにより、成人の脳のワーキングメモリが16％アップしたそうです。裸足の状態だと、より集中し、バランスを整えるための意識が高まり、これが脳を刺激すると考えられます。

裸足がもたらす刺激は、身体への意識を高め、どのように歩き、体を動かすかを知る

ことにつながるのかもしれません。成長期の子どもでなくても、裸足にはいい効果がたくさんありそうです。

足の健康を考えると、なるべく裸足で生活するなど、日頃から足の指を使う意識を持っていただきたいです。もちろん冬に裸足で外へ出かけるわけにはいきませんが、家の中でなど、たまには、「裸足の日」をつくってみてはいかがでしょうか。

足の指をよく使う習慣ができると、足の感覚も鋭敏になり、身体のバランス感覚を向上させます。これは、健脚づくりや、高齢者にとっては転倒予防につながります。外反母趾をはじめとする足の問題や症状の改善にもなり、いいことずくめです。

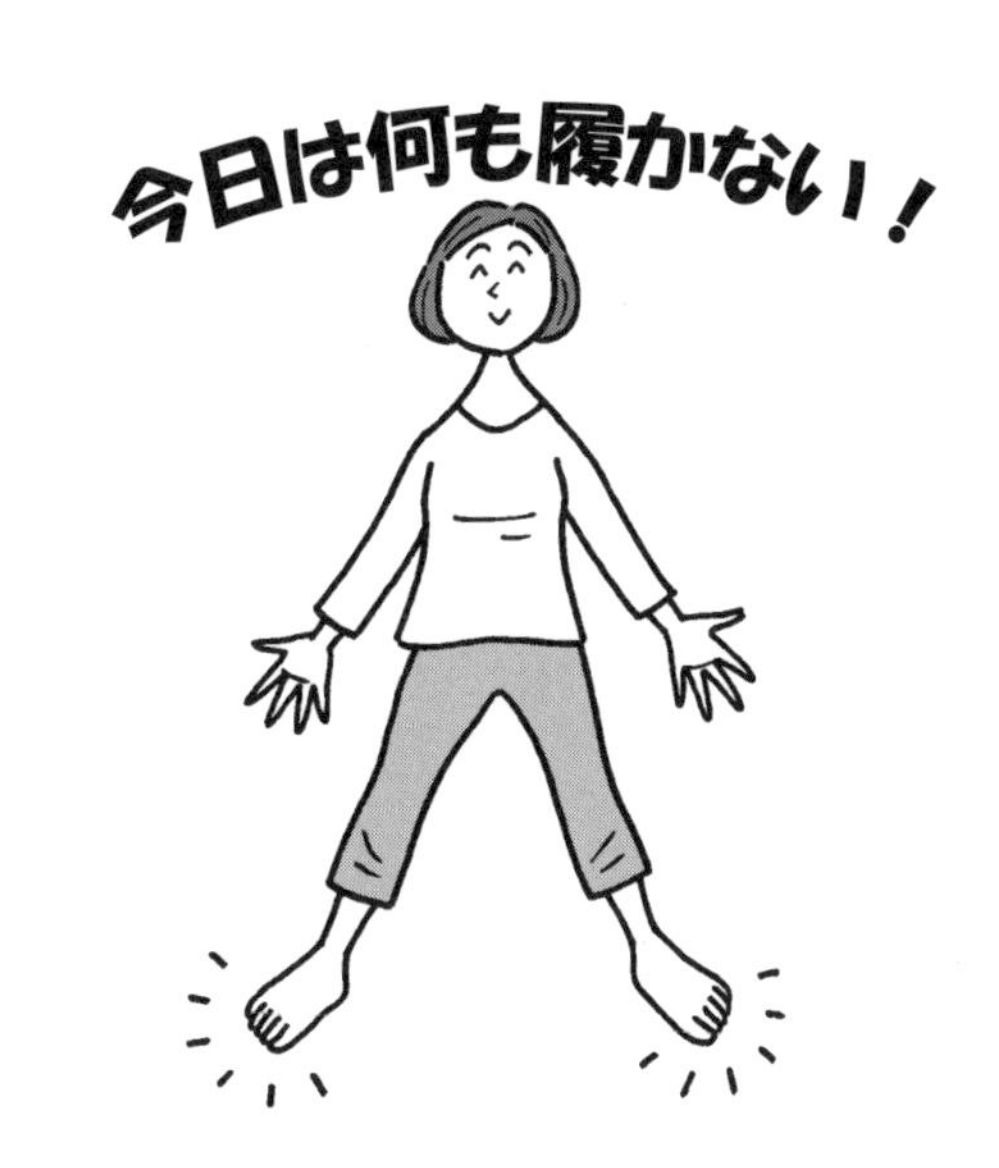

目を閉じて触られた足指を当ててみる

あなたは、自分の足の指がそれぞれどこにあるか、きちんとわかっているという自信がありますか？　じつは人間は、足指の位置を正しく認識できていない可能性が大いにあるのです。

英学術誌『パーセプション』に掲載された研究論文（注6）にて、横になって目を閉じ、誰かに足指を1本つついてもらい、それがどの指だったかをいい当てる実験結果が報告されています。すると、実験に参加した人々の半数近くが、人差し指をいい当てることができなかったそうです。

え？　自分の足がわからないなんてことあるの？　と思われる方は、家族や友人同士で、ゲーム感覚でやってみてください。実際にやってみると、親指と小指はわかりやすいのですが、真ん中の3本指（人差し指、中指、薬指）は少し迷いが生じることに気づくでしょう。

まず、レベル1は、目を閉じて足の指をどれか1本だけを1～2秒触ってもらい、答えます。レベル2は、どれか2本触ってもらいます。

そして、レベル3は、2本触ってもらい、その間の指がどれかを答えます。意外と難しいことがわかるはずです。

足の指の感覚が鈍くなると、体重のバランスを保つのが難しくなり、姿勢が悪くなることがあります。また、歩行が不安定になり、転倒のリスクも高まります。特に高齢者は、足の指の感覚を維持、向上することは重要です。

足の指の感覚を向上させることは、足の機能回復に役立ちます。足の機能アップのためにも、この足指を当てるゲームを、ぜひ親しい人たちとコミュニケーションを図って楽しみながら、生活に取り入れてみてください。

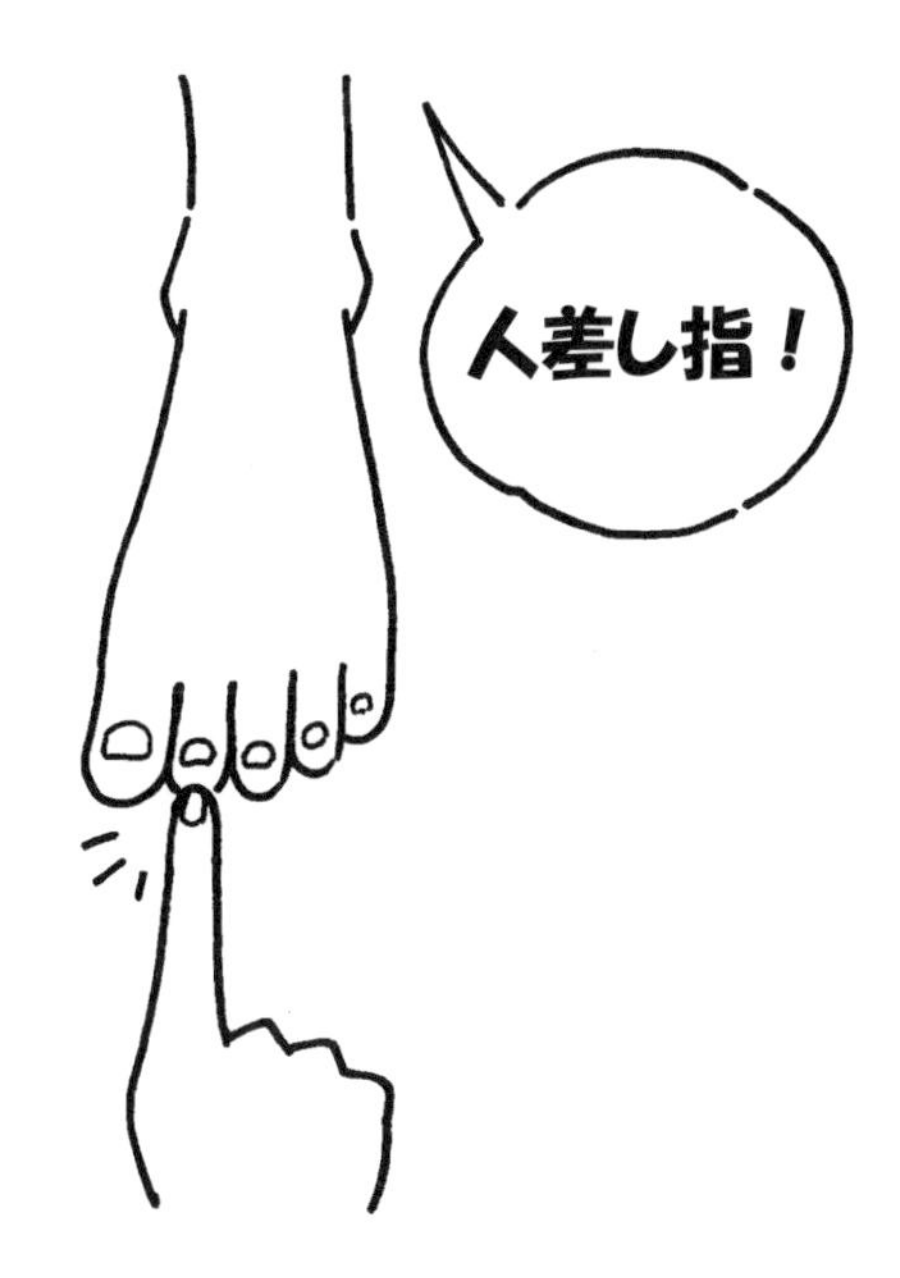

「反張膝」対策は太ももを上げて歩く

「反張膝（はんちょうひざ）」とは、ひざが正常よりも伸びすぎて、後ろに反りかえっている状態をいいます。ひざ関節は太ももの大腿骨（だいたいこつ）とすねの脛骨（けいこつ）で構成され、本来は後ろ側には曲がりません。一般的に伸展（伸ばす）方向の可動域は0度とされています。ところが反張膝になると、立ったり、歩いたりしたときに、ひざが0度以上に伸びてしまうのです。

反張膝の人のひざ裏は、常に引き伸ばされている状態です。このため、ひざ裏に痛みが生じやすくなります。

大股だと足を投げ出して歩く形になり、反張膝になりやすくなります。予防策は、普段より1～2センチほど高めに、しっかり太ももを上げて、大股ではなく自然な歩幅で歩くことです。また、かかとではなく足裏全体で着地すると、ひざが伸びきらずに歩けます。

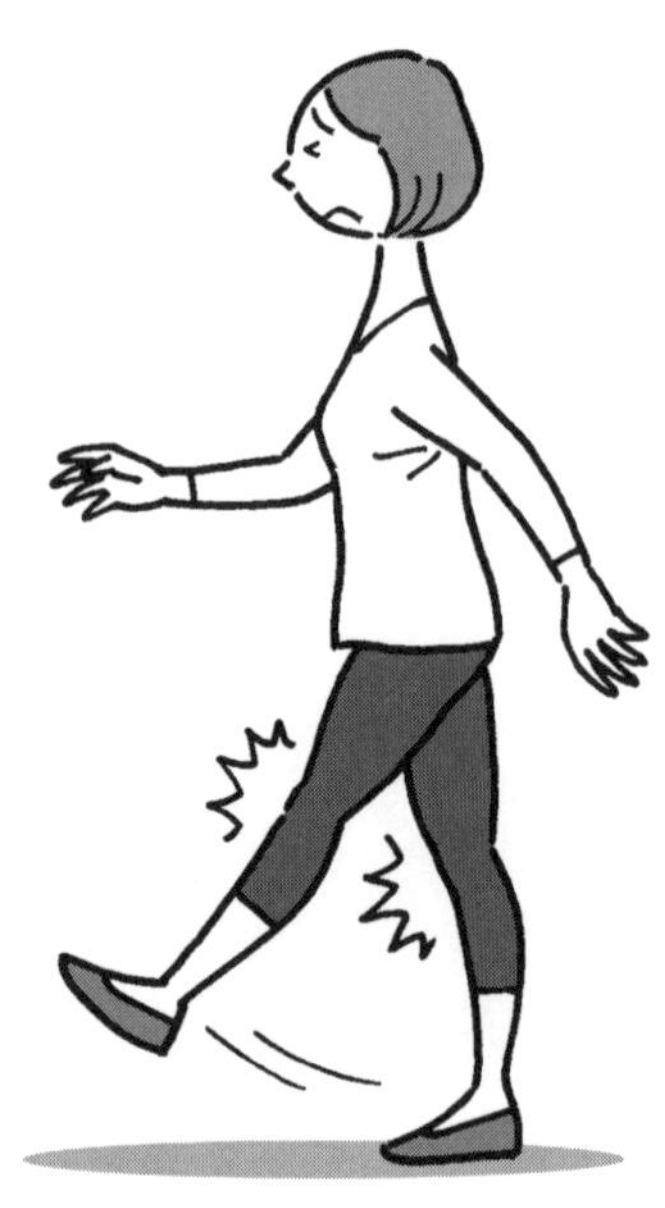

第6章

外反母趾の疑問・お悩み解決

今までに出会った多くの患者さんの質問から

外反母趾をはじめとする足の症状に悩む人が大勢いらっしゃるし、インターネットには多くの情報があふれているのに、いざ自分の足の問題となると、どうしていいのかわからないという方が大半です。ここでは、私がお会いしてきた多くの患者さんからの質問と、その回答を、ほんの一部ですがご紹介いたします。

手術を勧められましたが、手術はしたくありません。どうしたらよいでしょうか？

A 手術以外に外反母趾を改善できる方法があります！

外反母趾による「足指の曲がりや出っぱった〝変形〟をどうにかしたい」と相談すると、その変形を治すための手術が提案されることがよくあります。

しかし、痛みの解消や機能の改善であれば、「保存療法」（手術以外の方法）でも対応できます。手術によって、「何が改善されるのか」について、よく説明を聞いてみましょう。

Q2 外反母趾は、どのくらい症状が進んだら手術が必要になりますか？

A 出っぱった骨が当たって靴が履けない方は手術をされました。

日常生活に支障があるほど、外反母趾の曲がりや出っぱりが進行してきたら、手術を検討する必要があります。その前段階の対処が重要となります。

Q3 テーピングには、痛みが伴いますか？

A まったく痛くありません。むしろ心地いいです。

一般的に、テーピングは「固定」や「矯正」を行うイメージがあるかもしれません。しかし、本書で紹介するテーピングは、伸縮性の高い「キネシオロジーテープ」を用いて、ほんの一部だけを引っぱるソフトな補整です。テーピングが原因となって生じる痛みはありません。

Q4 最初のパッチテストのやり方はどうすればいいですか？

A テストとして48時間、小さいテープを貼ってみましょう。

約2・5センチ四方にカットしたテープを、二の腕、または太ももの内側に48時間貼ります。はがしたあとに皮膚の赤みや発疹、水疱、かゆみなどの異常がないかどうかを確認しますが、48時間以内にかゆみやかぶれが起きたら、すぐはがしてください。

Q5 テーピングは1回に何日間貼りますか？ また、次のテーピングは何日後がいいですか？

A 1回で4～5日間は貼り続けてOK。次は半日～1日以上あとに貼りましょう。

テーピングは、基本的には4～5日間貼り続けることが可能です。はがしたあとは、次のテーピングまで半日～1日以上は皮膚を休ませるようにしてください。もちろんそれ以上休ませてもいいですが、効果を持続させるためには、最初のうちは、2週間以上は空けないようにしましょう。

Q6 手術後もテーピングをしていいですか？

A もちろんです！ 手術後のサポートになります。

手術後にテーピングすることで、足の負担をへらしたり、歩きやすくしたりすることが可能です。手術後は、歩き方や足の機能が十分に改善していない中、痛みや変形が再発するケースもお見受けします。

一方で、テーピングによる補整は、可能な範囲で理想的な足へと近づけるソフトなケアで、大きな負荷はかかりません。

Q7 テーピングのケアに終わりはありますか？

A いったん卒業はありますが、ときどきメンテナンスすることをお勧めします。

テーピングのプロセスとして、痛みがある場合は、まず「痛みの解消」を行います。そのうえで、足や足指の筋力、柔軟性、巧緻性（こうちせい）を高めて、痛みが生じにくい足へと「機能改善」を図ります。このような段階を経て、最終的にはテーピングやサポーターに頼らない足（卒業）を目指します。

また、いったん卒業しても、生活習慣や歩き方のクセが変わらないかぎりは、折々でメンテナンスが必要になるとは思います。

テーピングで、すねの張りやむくみも治りますか？

A むくみが取れた、足全体がすっきりしたという人は多いです。

すねやふくらはぎは、足全体の負担をかばいやすい箇所です。足裏という〝土台〟をテーピングで安定させると、足の上部のすねにかかる余計な負担が軽減され、それに伴い、すねの張りやむくみが解消されて、本来のすっきりした足の状態に戻るでしょう。

骨が出っぱってきたけど痛みはありません。そのままほうっておいても大丈夫ですか？

A 痛くなくても外反母趾の予備軍なので予防したほうがいいです。

足が変形した状態では、足指の機能が十分に使えていない可能性が高いです。今は痛みがなくても、合っていない靴を履いたり、歩くことがふえたり、足への負担が重なると痛みが出やすくなる状態にあるので、予防的にケアしたほうがいいです。
また、変形が少しずつ進む可能性があるので、やはり普段から足を整えていくことをお勧めします。

Q10 外反母趾が治ったら、またヒールの高い靴を履いていいですか？

A 健康的な足になったら、またハイヒールを履けます。

足の機能が改善して、変形が強く進行していない状態であれば、ハイヒールも少しずつ履けるようになります。そして、履いている時間も徐々に延ばせると、多くの方から喜びの声を伺っています。

一度、足や腰を痛めると、またハイヒールを履く気にはなれないかもしれませんが、じつはつらいローヒールのパンプスやペタ靴も無理なく履けるようになれます。足元のワードローブが増えるのは女性にとってうれしいものです。

すぐに治せる治療院と、いつまでも治らない治療院の見分け方を教えてください。

A 一緒にゴールを見据えてくれる治療院なら改善を実感できます。

一般的に施術には、施術者と患者さんの明確なゴール設定が大切です。しっかり、そのゴールに向けた過程を共有して、管理することが必要です。ぜひ、どこをゴールに見据えているのか、施術者に尋ねてみてください。

いつまでたっても治らない要因は、施術者側だけでなく、患者さん側にあることも少なくありません。そのため、患者さんの状態や施術への取り組み方、生活状況などをしっかり把握し、管理・アドバイスができる治療院なのかどうか。そこが見極めのポイントだと思います。

Q12 外反母趾とO脚・X脚の関係性を教えてください。

A 外反母趾によるねじれ歩行が大いに関係あります。

外反母趾があると、地面をまっすぐに蹴り出せていない「ねじれ歩行」となります。その足からのねじれが、ひざや股関節を外側に開くことによって「O脚」になります。さらに、開いた関節を太ももの内側にある内転筋で代わりに閉じようとすると、ひざだけが閉じる形となって「X脚」となるのです。

Q13 将来、外反母趾にならないために、子どものときから取り組めることはありませんか？

A ありますす！ 健康な足を作る生活習慣が大事です。

骨格は親から遺伝しますが、外反母趾の状態で生まれてくる方は、ほぼいません。外反母趾は、その後の生活環境で形成されます。足や足指の重要性を理解して、子どものときから、足指や足裏への刺激やトレーニング、適切な靴選び、歩き方の見直しを行うとよいでしょう。

Q13 足のトラブルの改善は、老化だからとあきらめるしかないのでしょうか？

A 老化は足のトラブルの直接的な原因ではありません。

お歳を召されても、足に問題がない方もいれば、若くても足にトラブルを抱えている方はいます。

「老化」「体重」「運動」「靴」は、要因の一つではありますが、体重が重くても足のトラブルがない人はたくさんいますし、運動が少ない、ヒールの使用頻度が高いなど、足のトラブルの原因は一つではありません。

根本原因は、年齢ではなく「足の機能低下」にあると考えてください。つまり、高齢者でも「足の機能」をしっかり維持すれば、足のトラブルを改善できる力を持てるのです。

参考文献

注1　Archives of internal medicine（2010）170(2):194-201、JAMA（2011）305(1):50-8 など

注2　厚生労働省「令和2年 患者調査 傷病分類編（傷病別年次推移表）」

注3　『理学療法学 Supplement（２００７）』研究論文「５本指ソックスが足底圧分布と足底荷重面積に与える影響について」（糸数昌史他）

注4　『椙山女学園大学学術機関リポジトリ14（２０２１）』椙山女学園大学教育学部研究「はだし保育が幼児の運動能力におよぼす影響」（石橋尚子他）、『チャイルドサイエンス20（２０２０）』研究論文「下腿三頭筋・腱の発育からみた『はだし保育』の影響」（山田一典他）など

注5　『Perceptual and Motor Skills（2016・5）』研究報告「An Exploratory Study Investigating the Effects of Barefoot Running on Working Memory」（Ross G. Alloway 他）

注6　『Perception（2015・9）』研究論文「Tactile Toe Agnosia and Percept of a “Missing Toe” in Healthy Humans」（Nela Cicmil 他）

あとがき

本書を最後までお読みいただき、ありがとうございます。

この本を手に取ったということは、きっと外反母趾や足の痛みに悩まされている方なのだろうと拝察します。中には、10年単位で、本当に長年、外反母趾に苦しめられている方もいらっしゃるでしょう。

解決方法を知っている私は、1日でも早く、必要な方々全員に、足が根本的に楽になる方法を知っていただきたく、強い使命感に駆られています。

私は現在、外反母趾・足の痛み専門の施術所「整足院」を全国に展開しています。このルーツとなるのは、接骨院に勤務していた修業時代にあります。

その接骨院では、足の症状や悩みを抱えた人がたくさん訪れ、足を治療する機会に恵まれました。そのとき、人間の健康の〝土台〟である足の状態を改善する重要性や可能性を大いに感じたのです。

「足」という分野に特化した治療方法を学ぶことができたのは、そのあとの私の仕事に大きな影響をもたらしました。世の中にはさまざまな健康法があるけれども、自分は、足のスペシャリストとして人々の健康に寄与しよう、と心を決めるきっかけになりました。

その後、独立してからは、整骨院と足専門の2本柱の整体院を開業しました。

そして、足に悩みを持つ人の多さ、その治療を求めるニーズの高まりに改めて驚かされ、足専門の整体院に方針を変えて、新たに「整足院」をスタートさせるに至ったのです。

整骨院は皆さん、自分の家の近くにそれぞれ通えるところがありますが、「整足院」はありません。遠い町からも、外反母趾をはじめとする足の悩みを抱えた方が、大勢訪ねて来られるようになりました。

治療や改善方法を求めている方々は当然、全国各地にいらっしゃいます。私は、「これは、全国に〝整足院〟が必要だ」との使命を強く感じるようになり、今に至ります。

と同時に、遠くから通わなくても、家でご自身でできるケアを、これまで延べ7万人以上の患者さんに向き合い、90％以上の方々の外反母趾を改善してきた経験から、いろいろと試行錯誤しました。今回、本書でお伝えするセルフケアテーピングは、その一つです。

私がこれまで得てきた知見やたどり着いた治療やケアの方法を、セルフケアという形で共有することで、外反母趾の効果的な治療を求めて悩める方々をより多く救えるようになったと、手応えを感じています。

いまだに世間では、外反母趾や足の痛みの施術は、装具やインソール、手術のイメージが強いようです。しかし、まずは、足の機能を取り戻す保存療法である「テーピング」によるアプローチが第一選択でしょう。

生活に支障があるほどに出っぱった骨や曲がった骨などの変形は、手術で治すことになるのかもしれませんが、手術が不要な方や、手術をできるだけ回避したい人はそれ以上にたくさんいます。そうした方々には、まずは「テーピング」で痛みを解消し、機能改善を図る方法があるということを、広く知っていただきたいです。

そこで、本書を発刊する運びとなりました。

本書では、「キネシオロジーテープ」1本でできるセルフケアテーピングを中心に、改善法を紹介しています。

外反母趾や足の痛みは、負荷をかけずにうまく付き合いながら、テーピングを繰り返して足の状態を改善していくと、最終的にはテーピングを〝卒業〟することも可能です。

皆さんにとって、セルフケアテーピングが、有益で効果的なメソッドになりましたら幸いです。

最後に、本書が一人でも多くの方の足を救う一助となれば、私にとってこれ以上の喜びはありません。

整足院代表 柏倉清孝（かしわぐらきよたか）

柏倉 清孝（かしわぐら　きよたか）

整足院代表。柔道整復師。東海大学体育学部在籍中は、ラクロスで19歳以下と21歳以下の日本代表選手になる。接骨院に勤務し、院長業務を経て東京・田園調布「かしわぐら整骨院」を開業。その後、外反母趾・足の痛み専門の「整足院」と屋号を変更。患者さんたちの足の痛みやトラブルを解決しており、その件数は延べ7万人以上を誇る。現在、日本で唯一の足専門の整体院グループとして、全国46店舗を展開（2024年1月現在）。足のスペシャリスト集団として、多数の特許や商標を登録している。

7万人の足の痛みを解消！
外反母趾はテープ1本で治せる

2024年3月13日　初版発行

著　者　柏倉 清孝
発行者　山下直久
発　行　株式会社 KADOKAWA
〒102-8177　東京都千代田区富士見2-13-3
電話 0570-002-301（ナビダイヤル）
印刷所　TOPPAN株式会社
製本所　TOPPAN株式会社

●お問い合わせ
https://www.kadokawa.co.jp/（「お問い合わせ」へお進みください）
※内容によっては、お答えできない場合があります。
※サポートは日本国内のみとさせていただきます。
※Japanese text only

定価はカバーに表示してあります。

ISBN978-4-04-606764-7 C0077